全国中等卫生职业教育护理专业"十三五"规划教材

供护理、助产、药剂、检验、口腔及相关专业使用

医用化学基础

主　编　刘　艳　宋卫萍

副主编　蒋广敏　李秀秀　师彬彬

　　　　黄卫青　王绍才

编　者　（以姓氏笔画排序）

王守智　西双版纳职业技术学院

王绍才　邓州市职业技术学校

师彬彬　西双版纳职业技术学院

刘　艳　枣庄科技职业学院

孙　茹　衡水卫生学校

李秀秀　枣庄科技职业学院

宋卫萍　秦皇岛水运卫生学校

张立彬　枣庄科技职业学院

黄卫青　咸宁职业教育(集团)学校

蒋广敏　滕州市中等职业教育中心学校

华中科技大学出版社
http://www.hustp.com
中国·武汉

内 容 简 介

本教材是全国中等卫生职业教育护理专业"十三五"规划教材。

本教材共分为七章,包括溶液与溶液的渗透压,电解质溶液,常见的元素及其化合物,烃,醇、酚、醚,醛、酮、羧酸和酯,生命中的能量有机物等内容。教材后附有实训教学内容、教学大纲及中学化学的部分基础知识。书中还设立了"课堂互动""趣味阅读"等特色模块,图文并茂,有助于提高学生学习的积极性。

本教材可供初中起点的三年制中职及五年制高职医药卫生类各专业使用。

图书在版编目(CIP)数据

医用化学基础/刘艳,宋卫萍主编. —武汉:华中科技大学出版社,2019.9(2024.9重印)
全国中等卫生职业教育护理专业"十三五"规划教材
ISBN 978-7-5680-5642-7

Ⅰ. ①医…　Ⅱ. ①刘…　②宋…　Ⅲ. ①医用化学-中等专业学校-教材　Ⅳ. ①R313

中国版本图书馆 CIP 数据核字(2019)第 199900 号

医用化学基础
Yiyong Huaxue Jichu

刘　艳　宋卫萍　主编

策划编辑:罗　伟
责任编辑:曾奇峰　丁　平
封面设计:原色设计
责任校对:李　琴
责任监印:周治超
出版发行:华中科技大学出版社(中国·武汉)　　电话:(027)81321913
　　　　　武汉市东湖新技术开发区华工科技园　　邮编:430223
录　　排:华中科技大学惠友文印中心
印　　刷:武汉邮科印务有限公司
开　　本:787mm×1092mm　1/16
印　　张:11.5　插页:1
字　　数:288 千字
版　　次:2024 年 9 月第 1 版第 6 次印刷
定　　价:39.80 元

全国中等卫生职业教育
护理专业"十三五"规划教材
编委会

委　员（按姓氏笔画排序）

丁丙干　江苏省宿迁卫生中等专业学校

马世杰　潜江市卫生学校

王绍才　邓州市职业技术学校

邓晓燕　西双版纳职业技术学院

付克菊　潜江市卫生学校

刘　旭　咸宁职业教育（集团）学校

刘端海　枣庄科技职业学院

孙忠生　黑龙江省林业卫生学校

孙治安　安阳职业技术学院

李　收　枣庄科技职业学院

李朝国　重庆工业管理职业学校

沈　清　秦皇岛水运卫生学校

周殿生　武汉市第二卫生学校

赵其辉　湖南环境生物（职业）技术学院

夏耀水　秦皇岛水运卫生学校

黄利丽　武汉市东西湖职业技术学校

黄应勋　丽水护士学校

董志文　辽宁省人民医院附设卫生学校

焦平利　北京市昌平卫生学校

随着我国经济的持续发展和教育体系、结构的重大调整，职业教育办学思想、培养目标随之发生了重大变化，人们对职业教育的认识也发生了本质性的转变。我国已将发展职业教育作为重要的国家战略之一，中等职业教育成为我国职业教育的重要组成部分。作为职业教育重要组成部分的中等卫生职业教育也取得了长足的发展，为国家输送了大批高素质技能型、应用型医疗卫生人才。

为了更好地顺应我国卫生职业教育教学与医疗卫生事业的新形势，贯彻落实《国家中长期教育改革和发展规划纲要(2010—2020 年)》中"以服务为宗旨，以就业为导向"的思想精神，以及国家《职业教育与继续教育 2017 年工作要点》的要求，充分发挥教材建设在提高人才培养质量中的基础性作用，同时，也为了配合教育部"十三五"规划教材建设，进一步提高教材质量，在认真、细致调研的基础上，我们组织了全国 20 余所医药院校的近 150 位老师编写了这套以工作过程为导向的全国中等卫生职业教育护理专业"十三五"规划教材，并得到了参编院校的大力支持。

本套教材充分体现新一轮教学计划的特色，强调以就业为导向、以能力为本位、以岗位需求为标准的原则，按照技能型、服务型高素质劳动者的培养目标，坚持"五性"(思想性、科学性、先进性、启发性、适用性)和"三基"(基本理论、基本知识、基本技能)要求，着重突出以下编写特点：

(1) 紧扣新专业目录、新教学计划和新教学大纲，科学、规范，具有鲜明的中等卫生职业教育特色。

(2) 密切结合最新中等卫生职业教育护理专业课程标准，紧密围绕执业资格标准和工作岗位需要，与护士执业资格考试相衔接。

(3) 突出体现"工学结合"的人才培养模式，以及课程建设与教学改革的最新成果。

(4) 基础课教材以"必需、够用"为原则，专业课教材重点强调"针对性"和"适用性"。

(5) 内容体系整体优化，注重相关教材内容的联系和衔接，避免遗漏和不必要的重复。

(6) 探索案例式教学方法，倡导主动学习。

这套新一轮规划教材得到了各院校的大力支持和高度关注，它将为新时期中等卫生职业教育的发展做出贡献。我们衷心希望这套教材能在相关课程的教学中发挥积极作用，并得到读者的青睐。我们也相信这套教材在使用过程中，通过教学实践的检验和实际问题的解决，能不断得到改进、完善和提高。

全国中等卫生职业教育护理专业"十三五"规划教材
编写委员会

Preface　前　言

"医用化学基础"是中等卫生职业教育护理、助产等专业的一门重要基础课程。本教材是按照教育部最新《中等职业学校专业教学标准(试行)》的要求,根据新一轮人才培养方案和教学计划编写的,主要供初中起点的三年制中职及五年制高职医药卫生类各专业使用。

教材编写过程中,始终坚持贯彻"以服务为宗旨、以就业为导向"的职业教育培养理念,结合初中起点的学生的认知特点和学习基础,本着实用、够用、为专业服务的原则,内容简明扼要、重点突出,力求具有科学性、适用性和创新性。本教材在编写思路和内容组织上具有以下几个特点。

(1) 在教材内容的选取和深浅度上,按照"需要为准、够用为度、实用为先"的原则,避免求大求全,力求围绕专业需求取舍教材内容,内容上打破学科体系,以典型代表物为主进行讲解,方便学生理解。在内容组织上,注重将教学内容充分与专业和生活对接,例题、习题尽量与专业知识、生活实践相联系,突出化学的实用性特色。主要内容包括无机化学基础知识、有机化学基础知识和化学实训基本技能。

(2) 在教材的框架结构、灵活性和趣味性上,根据学生的年龄和心理特点,努力做到精炼文字,图文并茂,增加可读性。在每章标题下设置"学习目标",每个章节根据教学内容适当设置"导学情景";章节内选择性地设立"知识链接""课堂互动""知识拓展""趣味阅读"等特色模块;章节末设置"点滴积累",总结重点知识点;每章后面设置"目标检测"对学习内容进行检验和复习,并附有参考答案。

(3) 为了使理论教学与实践教学紧密结合,教材中编写了必要的演示实验,教材后面安排了实训教学内容。通过实训加深对基础知识和基本技能的掌握,并培养学生严谨求实的科学态度和协作互助的团队精神。

(4) 把中职阶段学习需要的中学化学部分基础知识编排在教材的附录中,教师可以根据学生的实际情况和专业需要,让学生自主复习。这样可以使学生顺利进入中职或高职化学的学习,温故知新。

(5) 本教材结合现代教育技术手段,提供数字化教学资源。

考虑到各专业、各学校实施教学计划和学生实际情况的差异,本教材特地提供了 36 学时和 54 学时两种教学时间分配表,供教师在使用该教材时参考。

本教材的编写实行主编负责制,各位编者按照分工编写(黄卫青、孙茹老师负责数字课件的制作,王绍才、张立彬老师对书稿进行了校对),共同审定稿件。教材在编写过程中得到了各位编者所在学校的大力支持,在此表示衷心感谢!对本教材所引用的参考文献的原作者也致以诚挚的谢意!

由于编者水平有限,教材中难免有疏漏或不妥之处,敬请使用本教材的师生们提出意见和建议,以便进一步修订和完善。

编　者

目录

第一章　溶液与溶液的渗透压

扫码看课件

 学习目标

掌握：物质的量、摩尔质量的概念及相关计算；几种常见溶液浓度的表示方法及相关计算。

熟悉：溶液的配制、稀释方法。

了解：渗透压与溶液浓度的关系，渗透压在医学上的意义。

溶液是由溶质和溶剂组成的分散系统。大部分化学反应只有在溶液中才能进行得比较快速和完全。人体的生命过程与溶液有着密切的关系，血液、淋巴液、组织间液及各种腺体的分泌液等都是溶液，体内一系列的新陈代谢都必须在溶液中进行，如食物的消化和吸收、营养物质的输送及废物的排泄等都离不开溶液。在临床上，许多药物也常被配制成溶液后使用。临床上给患者大量输液时，要特别注意溶液的浓度，如输液的浓度过高或过低都将产生不良的后果，甚至造成死亡，这与溶液的渗透压有着密切的关系。本章主要介绍物质的量、溶液浓度的表示方法和溶液的渗透压。

第一节　物 质 的 量

导学情景

水是我们熟悉的物质，它是由水分子构成的。科学研究指出，人体每天通过排尿、流汗或皮肤蒸发等流失的水分大约是 2000 mL，扣除由食物摄取的水分，健康成年人每天需要补充 1500～1700 mL 水。那么你知道 1500～1700 mL 水中含有多少个水分子吗？

Note

物质是由原子、分子、离子等微观粒子构成的,这些极其微小的粒子肉眼看不见,也难以称量。无论是在生产实践中还是在实验室里取用的物质,应该是看得见的,可以称量的,这些物质往往用质量来计算。怎样把微观粒子数目与可称量物质的质量联系起来呢?科学上引入了"物质的量"这一物理量。

一、物质的量及其单位

(一)物质的量

物质的量是表示构成物质微观粒子数目多少的物理量。它是国际单位制(SI)7个基本物理量之一,用符号"n"表示。书写物质的量时,微粒 B 的物质的量记为 n_B 或 $n(B)$。

例如:氢原子的物质的量可表示为 n_H 或 $n(H)$;氢分子的物质的量可表示为 n_{H_2} 或 $n(H_2)$;氢离子的物质的量可表示为 n_{H^+} 或 $n(H^+)$。

"物质的量"是个特定词组,是专有名词,使用时不能拆开、缺字、加字或颠倒。

(二)物质的量的单位——摩尔

物质的量与质量、长度、体积等一样,是一种物理量的名称,是表示物质粒子数量的基本物理量。1971 年第 14 届国际计量大会(CGPM)通过决议,**规定物质的量的单位是"摩尔",简称"摩",符号"mol"**。

在医学上,摩尔这个单位有时显得偏大,常常还采用毫摩尔(mmol)和微摩尔(μmol)作辅助单位。三者的换算关系为

$$1 \text{ mol} = 10^3 \text{ mmol} = 10^6 \text{ } \mu\text{mol}$$

摩尔一词来源于拉丁文 moles,原意为大量和堆积。**摩尔是物质的量的基本单位**,国际上规定,0.012 kg ^{12}C 中所含碳原子数为 1 mol。^{12}C 是原子核里有 6 个质子和 6 个中子的碳原子。经实验测定,0.012 kg ^{12}C 中所含的原子数目约为 $6.02214076 \times 10^{23}$,这个量值最早是由意大利科学家阿伏加德罗提出的,故称为**阿伏加德罗常数**,用符号 N_A 表示,$N_A = 6.02214076 \times 10^{23}$/mol,本书取近似值 **$N_A = 6.02 \times 10^{23}$/mol**。

1 mol 的任何物质都约含有 6.02×10^{23} 个基本粒子。例如:1 mol C 含有 6.02×10^{23} 个碳原子;1 mol H_2 含有 6.02×10^{23} 个氢分子;1 mol H_2O 含有 6.02×10^{23} 个水分子;1 mol Na^+ 含有 6.02×10^{23} 个钠离子;0.5 mol H^+ 含有 3.01×10^{23} 个氢离子;2 mol H^+ 含有 1.204×10^{24} 个氢离子。

由此可知,物质的量(n)与物质粒子数(N)成正比,它们之间的关系如下:

$$n = \frac{N}{N_A} \tag{1-1}$$

1.204×10^{24} 个 CO_2 分子的物质的量是多少?3.01×10^{23} 个铁原子的物质的量是多少?6.02×10^{23} 个 SO_4^{2-} 的物质的量是多少?

1 mol H_2O 中含有多少个水分子?多少个氢原子?多少个氧原子?

知识链接

国际单位制(SI)以 7 个基本单位为基础,见表 1-1。

表 1-1　国际单位制(SI)的 7 个基本单位

物理量名称	物理量符号	单位名称	单位符号
长度	L	米	m
质量	m	千克	kg
时间	t	秒	s
电流	I	安(培)	A
热力学温度	T	开(尔文)	K
物质的量	n	摩(尔)	mol
发光强度	I	坎(德拉)	cd

二、摩尔质量

物质的量是如何把物质的宏观质量与其所含微观粒子的数量联系起来的呢? 要解决这一问题,就需要研究 1 mol 不同物质的质量。那么,1 mol 不同物质的质量究竟是多少?

从表 1-2 可知,1 mol 任何物质的质量,以克为单位时,在数值上都等于它的相对原子质量或相对分子质量。

表 1-2　1 mol 不同物质的质量

粒子符号	相对原子(分子)质量	每个粒子的质量/g	1 mol 物质含有的粒子数/个	1 mol 物质的质量/g
C	12	1.993×10^{-23}	N_A	12
Fe	56	9.302×10^{-23}	N_A	56
H_2SO_4	98	1.628×10^{-22}	N_A	98
H_2O	18	2.990×10^{-23}	N_A	18
Na^+	23	3.821×10^{-23}	N_A	23
OH^-	17	2.824×10^{-23}	N_A	17

1 mol 物质的质量称为该物质的摩尔质量。摩尔质量的符号为 M,基本单位是 kg/mol,化学上常用 g/mol 作单位。物质 B 的摩尔质量表示为 M_B 或 $M(B)$,如氢原子的摩尔质量表示为 M_H 或 $M(H)$。

科学证明,以 g/mol 为单位时,任何物质的摩尔质量在数值上都等于它的化学式量。原子的摩尔质量若以 g/mol 作单位,数值上等于该原子的相对原子质量。分子的摩尔质量若以 g/mol 作单位,数值上等于该分子的相对分子质量。离子的摩尔质量若以 g/mol 作单位,数值上等于该离子的相对离子质量。

O 的相对原子质量为 16,则 $M_O = 16$ g/mol。

H_2O 的相对分子质量为 18,则 $M_{H_2O} = 18$ g/mol。

OH^- 的相对离子质量为 17,则 $M_{OH^-} = 17$ g/mol。

物质的量(n)、质量(m)和摩尔质量(M)之间的关系可以用下式表示：

$$n = \frac{m}{M} \tag{1-2}$$

查元素周期表,计算下列物质的摩尔质量:

Fe,Ca,Na,CO_2,H_2SO_4,$NaOH$,$NaHCO_3$,$NaCl$,$C_6H_{12}O_6$,$C_3H_5O_3Na$,NH_4^+。

三、有关物质的量的计算

有关物质的量的计算主要有以下几种类型。

（一）已知物质的质量,求物质的量

【例1-1】 90 g 水(H_2O)的物质的量是多少?

解:∵ $\quad M_{H_2O} = 18 \text{ g/mol}, \quad m_{H_2O} = 90 \text{ g}$

∴ $\quad n_{H_2O} = \dfrac{m_{H_2O}}{M_{H_2O}} = \dfrac{90 \text{ g}}{18 \text{ g/mol}} = 5 \text{ mol}$

答:90 g 水的物质的量是 5 mol。

（二）已知物质的量,求物质的质量

【例1-2】 2 mol 铁原子(Fe)的质量是多少?

解:∵ $\quad M_{Fe} = 56 \text{ g/mol}, \quad n_{Fe} = 2 \text{ mol}$

∴ $\quad m_{Fe} = n_{Fe} \times M_{Fe} = 2 \text{ mol} \times 56 \text{ g/mol} = 112 \text{ g}$

答:2 mol 铁原子的质量是 112 g。

（三）已知物质的质量,求物质的粒子数

【例1-3】 4.4 g 二氧化碳(CO_2)中含有多少个二氧化碳分子? 多少个碳原子? 多少个氧原子?

解:∵ $\quad M_{CO_2} = 44 \text{ g/mol}, \quad m_{CO_2} = 4.4 \text{ g}$

∴ $\quad n_{CO_2} = \dfrac{m_{CO_2}}{M_{CO_2}} = \dfrac{4.4 \text{ g}}{44 \text{ g/mol}} = 0.1 \text{ mol}$

$$N_{CO_2} = n_{CO_2} \times N_A = 0.1 \text{ mol} \times 6.02 \times 10^{23}/\text{mol} = 6.02 \times 10^{22}$$

$$N_C = N_{CO_2} = 6.02 \times 10^{22}$$

$$N_O = 2 \times N_{CO_2} = 1.204 \times 10^{23}$$

答:4.4 g 二氧化碳中含有 6.02×10^{22} 个二氧化碳分子,6.02×10^{22} 个碳原子,1.204×10^{23} 个氧原子。

参照以上例题,完成下列计算。

(1) 9.8 g 硫酸(H_2SO_4)的物质的量是多少?

(2) 0.2 mol 碳酸氢钠($NaHCO_3$)的质量是多少?

(3) 已知常温下水的密度为 1 g/mL,1800 mL 水中所含有水分子的数目是多少?

可见,通过物质的量(n)和摩尔质量(M),可以把肉眼看不见的微观粒子数(N)与宏观可称量的物质质量(m)联系起来,从而给科学研究带来了极大的方便。

知识拓展

从物质的量的角度看化学反应中的定量关系

化学反应方程式中反应物与生成物之间的分子、原子等微粒之比,就等于它们之间的物质的量之比。例如:

$$2H_2 \quad + \quad O_2 \quad == \quad 2H_2O$$
$$2\ mol \qquad 1\ mol \qquad 2\ mol$$

这些比值称为化学计量关系,各物质按此比值进行反应。

第二节　溶液的浓度

导学情景

表 1-3 是张某一次体检化验单的部分内容。对于表中"单位"一列所列出的不同单位,你能说出它们所表示的含义吗?

表 1-3　张某体检化验单部分内容

项目名称	检查结果	参考值	单位
总蛋白(TP)	75.4	60～87	g/L
白蛋白(ALB)	50.7	35～52	g/L
球蛋白(LGO)	24.7	20～35	g/L
白球比(A/G)	2.1	1.2～2.3	—
碱性磷酸酶(ALP)	77	30～150	U/L
谷氨酰基转移酶(GGT)	29	4～67	U/L
总胆红素(TBIL)	21.4	5.1～22.2	μmol/L
直接胆红素(DBIL)	7.1	0～8.6	μmol/L
间接胆红素(IBIL)	14.3	0～17	μmol/L
总胆固醇(CHOL)	4.56	0～5.7	mmol/L
……	……	……	……

溶液是物质以分子、原子或离子状态分散在另一种物质中所形成的均匀而稳定的体系。通常所说的溶液是指液态溶液,比如把糖放入水中,形成糖水溶液。溶液由溶质和溶

Note

剂组成,水是最常用、最重要的溶剂。一般不指明溶剂的溶液都是指以水为溶剂的溶液。

一、溶液浓度的表示方法

在化学实验、临床工作的溶液配制中,经常需要精确地知道溶液中各组分的含量。例如,医院常用的消毒用乙醇溶液、过氧化氢溶液(双氧水)、氯化钠注射液、葡萄糖注射液等溶液都要求具有一定的浓度,所以,规范地表示溶液的浓度是非常必要的。

溶液的浓度又称溶液的组成量度,是指在一定量溶液或溶剂中所含溶质的量。可用下式表示:

$$溶液的浓度 = \frac{溶质的量}{溶液(或溶剂)的量}$$

溶液浓度的表示方法有多种,医学上常用的有以下几种。

(一) 物质的量浓度

溶质 B 的物质的量除以溶液的体积称为溶质 B 的物质的量浓度,用 c_B 或 $c(B)$ 来表示。在一定物质的量浓度的溶液中,溶质 B 的物质的量(n_B)、溶液的体积(V)和溶质 B 的物质的量浓度(c_B)之间存在以下关系:

$$c_B = \frac{n_B}{V} \tag{1-3}$$

物质的量浓度的 SI 单位是 mol/m^3,医学上常用的单位是 mol/L、$mmol/L$ 和 $\mu mol/L$。

$$1 \ mol/L = 10^3 \ mmol/L = 10^6 \ \mu mol/L$$

【例 1-4】 药典上规定注射用生理盐水的规格是 0.5 L 生理盐水中含 4.5 g NaCl。计算注射用生理盐水的物质的量浓度。

解:已知 $\qquad m_{NaCl} = 4.5 \ g, \qquad M_{NaCl} = 58.5 \ g/mol, \qquad V = 0.5 \ L$

$$\because \qquad n_{NaCl} = \frac{m_{NaCl}}{M_{NaCl}} = \frac{4.5 \ g}{58.5 \ g/mol} = 0.077 \ mol$$

$$\therefore \qquad c_{NaCl} = \frac{n_{NaCl}}{V} = \frac{0.077 \ mol}{0.5 \ L} = 0.154 \ mol/L$$

答:注射用生理盐水的物质的量浓度为 0.154 mol/L。

(二) 质量浓度

溶质 B 的质量除以溶液的体积,叫作溶质 B 的**质量浓度**,用符号 ρ_B 或 $\rho(B)$ 表示。在一定质量浓度的溶液中,溶质 B 的质量(m_B)、溶液的体积(V)和溶质 B 的质量浓度(ρ_B)之间存在以下关系:

$$\rho_B = \frac{m_B}{V} \tag{1-4}$$

质量浓度的 SI 单位是 kg/m^3,医学上常用的单位是 g/L、mg/L 和 $\mu g/L$,即体积单位用 L,而表示质量的单位可以改变。

$$1 \ g/L = 10^3 \ mg/L = 10^6 \ \mu g/L$$

临床上用固体物质配制的溶液常用质量浓度表示,如 9 g/L NaCl 溶液、50 g/L 葡萄糖溶液等。

【例 1-5】 药典上规定注射用生理盐水的规格是 0.5 L 生理盐水中含 4.5 g NaCl。计算注射用生理盐水的质量浓度。

解:已知 $\qquad\qquad\qquad m_{NaCl} = 4.5 \ g, \qquad V = 0.5 \ L$

$$\rho_{\mathrm{B}} = \frac{m_{\mathrm{B}}}{V}$$

$$\rho_{\mathrm{NaCl}} = \frac{m_{\mathrm{NaCl}}}{V} = \frac{4.5 \mathrm{~g}}{0.5 \mathrm{~L}} = 9 \mathrm{~g/L}$$

答:注射用生理盐水的质量浓度为 9 g/L。

【例 1-6】 临床上乳酸钠($C_3H_5O_3Na$)注射液的质量浓度为 112 g/L,注射 20 mL 此注射液,进入体内的乳酸钠为多少克?

解:
$$\rho_{C_3H_5O_3Na} = 112 \mathrm{~g/L}, \quad V = 2 \times 10^{-2} \mathrm{~L}$$

$$\because \qquad \rho_{\mathrm{B}} = \frac{m_{\mathrm{B}}}{V}$$

$$\therefore \quad m_{C_3H_5O_3Na} = \rho_{C_3H_5O_3Na} \times V = 112 \mathrm{~g/L} \times 2 \times 10^{-2} \mathrm{~L} = 2.24 \mathrm{~g}$$

答:注射 20 mL 此乳酸钠注射液,有 2.24 g 乳酸钠进入体内。

知识链接

　　世界卫生组织建议,在医学上表示体液组成时,凡是已知相对分子质量(或相对原子质量)的物质,均应使用物质的量浓度;对于少数相对分子质量尚未准确测定的物质,则可以使用质量浓度。对于与体液组成相同的注射液,世界卫生组织提出,在绝大多数情况下,推荐在注射液的标签上同时写明质量浓度和物质的量浓度。例如,血液中 Na^+、Cl^-、葡萄糖的含量用物质的量浓度表示,静脉注射用氯化钠注射液和葡萄糖注射液的标签上应同时标明物质的量浓度和质量浓度。

(三)质量分数

质量分数是指**溶质 B 的质量(m_B)与溶液质量(m)之比**,用符号 ω_B 表示,即

$$\omega_{\mathrm{B}} = \frac{m_{\mathrm{B}}}{m} \tag{1-5}$$

质量分数的量纲为 1,可以用小数或百分数表示。但要注意,溶质 B 和溶液的质量单位必须相同。例如,市售浓硫酸的质量分数 $\omega_{H_2SO_4} = 0.98$ 或 $\omega_{H_2SO_4} = 98\%$,表示 100 g 浓硫酸溶液含纯硫酸的质量是 98 g。

课堂互动

图为某厂家浓盐酸的试剂瓶包装标签部分内容,请仔细阅读后说出该浓盐酸的质量分数。

（符合GB/T622—2006标准）

分子式:HCl
相对分子质量:36.46
性状:无色透明液体,为氯化氢水溶液。在空气中发烟。有刺激性酸味。相对密度约1.18 g/mL。

AR

批号:

盐酸
（Hydrochloric acid）

2500 mL
约2950 g

技术要求:

含量(HCl) .... 36%～38%
外　观 .... 合格

杂质最高含量(指标以%计)
灼烧残渣(以硫酸盐计) ......≤0.0005
游离氯 (Cl₂) ......≤0.0001
硫酸盐 (SO₄) ......≤0.00005
亚硫酸盐(SO₃) ......≤0.00002
铁　　 (Fe) ......≤0.00005
铜　　 (Cu) ......≤0.00001
砷　　 (As) ......≤0.000002
锡　　 (Sn) ......≤0.0002
铅　　 (pb) ......≤0.00002

Note

（四）体积分数

体积分数是指在相同温度和压力条件下溶质 B 的体积（V_B）与溶液体积（V）之比，用符号 φ_B 表示，即

$$\varphi_B = \frac{V_B}{V} \tag{1-6}$$

体积分数可以用小数或百分数表示。溶质是气体或液体时多用这种浓度表示。如消毒用乙醇溶液中乙醇的体积分数 $\varphi_{C_2H_5OH} = 0.75$ 或 $\varphi_{C_2H_5OH} = 75\%$。

【例 1-7】 配制 500 mL 消毒用的乙醇溶液，需无水乙醇多少毫升？

解：已知消毒用乙醇溶液中乙醇的体积分数 $\varphi_{C_2H_5OH} = 0.75$。

$$\because \qquad \varphi_B = \frac{V_B}{V}$$

$$\therefore \qquad V_{C_2H_5OH} = V \times \varphi_{C_2H_5OH} = 500 \text{ mL} \times 0.75 = 375 \text{ mL}$$

答：需无水乙醇 375 mL。量取 375 mL 无水乙醇，用水稀释至 500 mL，即可得到消毒用的乙醇溶液。

知识链接

关于国际效价单位

一些药物如维生素、激素、抗生素、抗毒素类生物制品等，它们的化学成分不恒定或至今还不能用理化方法检定其质量规格，往往采用生物实验方法并与标准品加以比较来检定其效价。通过这种生物检定，具有一定生物效能的最小效价单元就叫"单位（U）"；经由国际协商规定的标准单位，称为"国际单位（IU）"。

各种抗生素的效价基准是人们为了生产科研方便而规定的，例如，青霉素效价单位以结晶青霉素钠为标准，现普遍规定 1 mg 青霉素钠中含 1670 效价单位，则 1 mg 青霉素钾的效价 = 1670 U/mg × 356.4/372.5 = 1598 U/mg。

随着医学技术的不断进步，各种制剂的化学结构也逐步明确，可用理化检定方法表示它们的有效成分的含量。因此以前一些用"单位"表示的计量也可以采用质量表示了。

二、溶液浓度的换算

（一）物质的量浓度与质量浓度间的换算

设溶液中溶质 B 的物质的量浓度为 c_B、质量浓度为 ρ_B，溶液的体积为 V，溶质 B 的质量为 m_B，溶质 B 的摩尔质量为 M_B。

$$\because \qquad \rho_B = \frac{m_B}{V}, \quad c_B = \frac{n_B}{V} = \frac{m_B}{M_B V}$$

$$\therefore \qquad m_B = \rho_B V = c_B M_B V$$

$$\rho_B = c_B M_B \quad \text{或} \quad c_B = \frac{\rho_B}{M_B} \tag{1-7}$$

【例 1-8】 50 g/L 碳酸氢钠（$NaHCO_3$）注射液的物质的量浓度是多少？

解：$\because \qquad M_{NaHCO_3} = 84 \text{ g/mol}, \quad \rho_{NaHCO_3} = 50 \text{ g/L}$

Note

$$\therefore \qquad c_{\text{NaHCO}_3} = \frac{\rho_{\text{NaHCO}_3}}{M_{\text{NaHCO}_3}} = \frac{50\ \text{g/L}}{84\ \text{g/mol}} \approx 0.6\ \text{mol/L}$$

答:该碳酸氢钠注射液的物质的量浓度约为 0.6 mol/L。

 课堂互动

临床上纠正酸中毒用的乳酸钠($C_3H_5O_3Na$)注射液的物质的量浓度为 1 mol/L,请问:该注射液的质量浓度是多少?

(二) 质量分数与物质的量浓度间的换算

质量分数是用质量表示溶液的量,而其他浓度均以体积表示溶液的量。在进行浓度换算时,需要知道溶液的密度,由此得出溶液的质量和体积的关系。设溶液的质量为 m,体积为 V,密度为 ρ,其中溶质 B 的物质的量浓度为 c_B、质量为 m_B、摩尔质量为 M_B。根据定义,它们有如下关系:

$$\because \qquad m_B = n_B M_B = c_B V M_B, \qquad m_B = \omega_B m = \omega_B \rho V$$

$$\therefore \qquad c_B V M_B = \omega_B \rho V$$

可得

$$c_B = \frac{\omega_B \rho}{M_B} \quad 或 \quad \omega_B = \frac{c_B M_B}{\rho} \tag{1-8}$$

式(1-8)中 ρ 的单位为 g/L,M_B 的单位为 g/mol。

也可以表示为

$$c_B = \frac{1000 \omega_B \rho}{M_B} \tag{1-9}$$

式(1-9)中 ρ 的单位为 kg/L,M_B 的单位为 g/mol。

【例 1-9】 已知硫酸溶液的质量分数 $\omega_{\text{H}_2\text{SO}_4} = 0.98$,$\rho = 1.84$ kg/L,计算此硫酸溶液的物质的量浓度。

解: $\because \quad \omega_{\text{H}_2\text{SO}_4} = 0.98, \quad \rho = 1.84\ \text{kg/L} = 1840\ \text{g/L}, \quad M_{\text{H}_2\text{SO}_4} = 98\ \text{g/mol}$

$$\therefore \qquad c_{\text{H}_2\text{SO}_4} = \frac{\omega_{\text{H}_2\text{SO}_4} \rho}{M_{\text{H}_2\text{SO}_4}} = \frac{0.98 \times 1840\ \text{g/L}}{98\ \text{g/mol}} = 18.4\ \text{mol/L}$$

答:此硫酸溶液的物质的量浓度为 18.4 mol/L。

三、溶液的配制和稀释

(一) 溶液的配制

溶液的配制一般是用固体溶质直接配制一定浓度的溶液。配制溶液时,首先要了解所要配制溶液的体积、浓度、溶质的摩尔质量等。通过计算得出溶质的量,称取或量取到容器中,加水溶解到一定体积,混匀即可。

【例 1-10】 如何配制 0.2 mol/L 的 $NaHCO_3$ 溶液 500 mL?

答:配制方法如下所示。

(1) 计算:已知 $V = 500$ mL,$c_{\text{NaHCO}_3} = 0.2$ mol/L,根据公式计算出所需 $NaHCO_3$ 的质量。

$$m_{\text{NaHCO}_3} = c_{\text{NaHCO}_3} \times V \times M_{\text{NaHCO}_3} = 0.2\ \text{mol/L} \times 0.5\ \text{L} \times 84\ \text{g/mol} = 8.4\ \text{g}$$

（2）称量：用托盘天平称取 8.4 g $NaHCO_3$ 固体。

（3）溶解：将 8.4 g $NaHCO_3$ 倒入小烧杯中，加入少量蒸馏水，用玻璃棒搅拌至溶解。说明：如果溶解过程是放热的，需冷却到室温再转移定容。

（4）转移：将已溶解的 $NaHCO_3$ 溶液通过玻璃棒引流转移到 500 mL 的容量瓶中，并用少量蒸馏水洗涤小烧杯内壁 2～3 次，洗涤液也一并转移到容量瓶中。

（5）定容：缓缓地将蒸馏水注入容量瓶中，直到容量瓶中的液面接近容量瓶颈刻度线 1～2 cm 处。改用胶头滴管滴加蒸馏水到溶液的凹液面最低处正好与刻度线相切（平视），再将容量瓶塞盖好，反复上下颠倒，摇匀。

（6）装瓶贴标签：将溶液转移到洁净干燥的试剂瓶中，贴好标签保存、备用。

（二）溶液的稀释

在溶液中加入溶剂后，溶液的体积增大而浓度变小的过程叫作溶液的稀释。由于稀释时只加入溶剂而未加入溶质，所以在稀释前、后溶质的量保持不变。

稀释前溶质的量＝稀释后溶质的量

此原理的表示式被称为稀释公式：

$$c_1 V_1 = c_2 V_2 \tag{1-10}$$

$$\rho_1 V_1 = \rho_2 V_2 \tag{1-11}$$

$$\varphi_1 V_1 = \varphi_2 V_2 \tag{1-12}$$

$$\omega_1 m_1 = \omega_2 m_2 \tag{1-13}$$

式中"1"代表稀释前的溶液，"2"代表稀释后的溶液。利用公式计算时，一定要注意，稀释前、后溶液浓度的单位必须相同，溶液体积的单位也必须相同。

【例 1-11】 如何用 2 mol/L 盐酸配制 0.2 mol/L 盐酸 100 mL？

答：配制方法如下所示。

（1）计算：已知 $c_2 = 0.2$ mol/L，$V_2 = 100$ mL，设需 $c_1 = 2$ mol/L 盐酸的体积为 V_1。

根据稀释公式 $c_1 V_1 = c_2 V_2$，可得

$$V_1 = \frac{c_2 V_2}{c_1} = \frac{0.2 \text{ mol/L} \times 100 \text{ mL}}{2 \text{ mol/L}} = 10 \text{ mL}$$

（2）配制：按计算结果，用 10 mL 移液管吸取（用洗耳球）10 mL 的 2 mol/L 盐酸，注入 100 mL 容量瓶中。用烧杯向容量瓶中加蒸馏水稀释，当液面接近刻度线时，改用滴管慢慢滴入蒸馏水，使凹液面最低处与刻度线相切，盖紧容量瓶塞，上下颠倒摇匀即得。

知识链接

　　容量瓶是实验室用于准确配制一定体积溶液的容器。容量瓶由瓶体和瓶塞两个部分组成。容量瓶上标注有容量瓶的规格（常见规格有 50 mL、100 mL、250 mL、500 mL 等）、温度（一般标记的温度为 20 ℃），容量瓶颈有一刻度线。在容量瓶上所标记的温度下，当溶液的凹液面最低处正好与刻度线相切时，容量瓶中溶液的体积即为容量瓶上所标记的体积。

　　容量瓶不能用作物质反应或溶解的容器。热溶液需待冷却至室温后才能转移到容量瓶中。

第三节 溶液的渗透压

导学情景

29 岁的郝先生不久前与朋友一起踢了场足球赛。他司职前锋,在 90 多分钟里一直满场飞奔。比赛结束后,汗如雨下的郝先生拿起矿泉水一顿猛灌,一连喝下 5 瓶。不料 10 余分钟后,他开始出现头晕、呕吐、心跳不平稳等症状,队友将他急送到医院。经诊断,郝先生为水中毒。你能解释郝先生发生水中毒的原因吗?

一、渗透现象和渗透压

将一滴蓝墨水滴进一杯水中,很快就会使整杯水染成蓝色。在盛有浓糖水的杯子中,在液面上小心地加入一层清水,过一会儿,上面的"清水"也有甜味了。上述现象是溶质分子和溶剂分子相互扩散的结果。在溶剂和溶液之间,或者在两种不同浓度的溶液之间,都有扩散现象发生。

如图 1-1(a)所示,如果用半透膜将水和蔗糖溶液隔开,会发生什么现象呢?

图 1-1 渗透现象与渗透压示意图

半透膜是一种具有选择透过性的薄膜,它只允许某些物质透过,而不允许另一些物质透过。鸡蛋膜、动物的肠衣、膀胱膜、细胞膜、毛细血管壁和人工制得的羊皮纸等都属于半透膜。**理想的半透膜只允许溶剂分子(如水分子)透过,而溶质分子或离子不能透过。**本书中所说的半透膜即可看作这种理想的半透膜,它只允许较小的水分子自由通过而溶质分子很难通过。

从图 1-1(b)可以看到,放置不久便会出现蔗糖溶液的液面缓缓上升一段高度的现象。若把水换成比蔗糖溶液浓度小的溶液,也会发生浓度较大的蔗糖溶液液面上升的现象。**这种溶剂分子透过半透膜由纯溶剂进入溶液或从稀溶液进入浓溶液的现象称为渗透现象**,简称**渗透**。

这是什么原因造成的呢？由于溶液中单位体积内的溶剂分子数小于纯溶剂中单位体积内的溶剂分子数，所以纯溶剂中的溶剂分子透过半透膜进入溶液中的速率要大于溶液中的溶剂分子进入纯溶剂中的速率。总的结果就是，有一部分溶剂分子透过半透膜进入溶液，使溶液的体积增大，液面升高，如图1-1(b)所示。

可见产生渗透现象必须具备两个条件：**一是有半透膜存在；二是半透膜两侧溶液存在浓度差**。渗透方向总是溶剂分子从纯溶剂向溶液，或从稀溶液向浓溶液进行渗透。

在上述渗透现象的实验装置中，随着渗透的不断发生，蔗糖溶液的液面逐渐上升，水柱的静水压增大，静水压的增大会阻碍水分子进入蔗糖溶液，当液面上升到一定高度时，就会出现水分子进入和流出半透膜的速率相等的动态平衡状态，于是液面停止上升。这种能阻止渗透现象继续发生，达到动态平衡的压力（等于液面升高所产生的静水压）称为**渗透压**。换言之，**当将溶液与纯溶剂用半透膜隔开时，为了阻止渗透现象的发生而施加于溶液液面上的额外压力称为该溶液的渗透压**，如图1-1(c)所示。渗透压用符号 Π 表示，单位为帕(Pa)或千帕(kPa)。渗透压是渗透现象发生的动力。

将两种不同渗透浓度的溶液用半透膜隔开，要阻止渗透进行，应在较浓溶液液面上施加一额外压力。这个额外压力既不是浓溶液的渗透压，也不是稀溶液的渗透压，而是两种不同浓度的溶液的渗透压之差。

知识链接

选用一种高强度耐高压的半透膜把纯溶剂和溶液隔开，此时在溶液上施加的外压若大于渗透压，则溶液中会有更多的溶剂分子通过半透膜进入纯溶剂一侧，**这种使渗透作用逆向进行的过程称为反向渗透**，反向渗透可用于海水淡化、废水处理中除去有毒有害物质等，在医学上用于透析治疗。

二、渗透压与浓度、温度的关系

渗透压是所有溶液都具有的性质，它是由溶质分子运动造成的。溶液浓度越大，单位体积内溶质分子越多，溶液的渗透压就越大。温度越高，分子扩散速率越快，渗透压也越大。

1886年，荷兰物理学家van't Hoff根据以上实验结果进一步总结出稀溶液的渗透压与溶液的浓度、温度的关系：

$$\Pi V = n_B RT$$
$$\Pi = c_B RT \tag{1-14}$$

式(1-14)中，Π 为溶液的渗透压，单位为 Pa；c_B 为溶质 B 的物质的量浓度，单位为 mol/m^3；T 为热力学温度，单位为 K；R 为摩尔气体常数，即 $8.314\ Pa \cdot m^3/(K \cdot mol)$。

用此式可采用 SI 单位，对于以 SI 单位的倍数或分数表示的物理量，最好先统一转化为 SI 单位，以免造成运算错误。当 c_B 的单位为 mol/L 时，Π 的单位对应为 kPa。

从式(1-14)中可以看出，一定温度下稀溶液的渗透压只与单位体积溶液内溶质的物质的量浓度成正比，而与溶质的性质无关。各种物质，其颗粒大小、性质虽各不相同，但每个颗粒所产生的渗透效应是相同的。对任何非电解质溶液，在相同温度下，只要物质的量浓度相同，单位体积内溶质的粒子数目就相等，它们的渗透压也必相等。

对于电解质的稀溶液，计算渗透压时应考虑电解质的电离。在渗透压公式中必须引进一个校正系数。

$$\Pi = ic_B RT \tag{1-15}$$

式(1-15)中的 i 在数值上为 1 mol 电解质在溶液中能够解离出的离子的物质的量。如 NaCl 的 $i=2$，$CaCl_2$ 的 $i=3$。

例如，在 37 ℃时，0.2 mol/L 的 NaCl 溶液与 0.2 mol/L 的 $CaCl_2$ 溶液的渗透压分别如下。

$$c_{NaCl} = c_{CaCl_2} = 0.2 \text{ mol/L} = 0.2 \times 10^3 \text{ mol/m}^3$$

$$\Pi_{NaCl} = 2 \times 0.2 \times 10^3 \text{ mol/m}^3 \times 8.314 \text{ Pa} \cdot \text{m}^3/(\text{K} \cdot \text{mol}) \times (273+37) \text{ K} = 1.03 \times 10^6 \text{ Pa}$$

$$\Pi_{CaCl_2} = 3 \times 0.2 \times 10^3 \text{ mol/m}^3 \times 8.314 \text{ Pa} \cdot \text{m}^3/(\text{K} \cdot \text{mol}) \times (273+37) \text{ K} = 1.55 \times 10^6 \text{ Pa}$$

三、渗透压在医学上的意义

生物体液（如血浆、细胞内液等）的渗透压是由溶于其中的电解质、非电解质以及大分子等组分的粒子决定的。在一定温度下，任一稀溶液，其渗透压的大小只与单位体积溶液中的溶质粒子数成正比，故医学上常直接用渗透浓度来表示溶液渗透压的大小。在医学上，**渗透浓度是指溶液中能产生渗透作用的各种粒子（包括电解质离子和非电解质分子）的总浓度**，符号为 $c_渗$，单位为 mol/L 或 mmol/L。渗透浓度越大，溶液的渗透压就越大。表 1-4 列出了血浆中各种能产生渗透作用的物质的平均浓度。人体血浆中能产生渗透作用的粒子的渗透浓度为 280～320 mmol/L，37 ℃ 时人体血浆渗透压正常范围为 720～800 kPa。

表 1-4　血液中多种能产生渗透作用的物质的平均浓度

物质	c/(mmol/L)	物质	c/(mmol/L)
Na^+	144	SO_4^{2-}	0.5
K^+	5	氨基酸	2
Ca^{2+}	2.5	肌酸	0.2
Mg^{2+}	1.5	乳酸盐	1.2
Cl^-	107	葡萄糖	5.6
HPO_4^{2-}	2	蛋白质	1.2
HCO_3^-	27	尿素	4

 课堂互动

根据表 1-4 列出的数据，请计算血液中各种能产生渗透作用的物质的总浓度。请根据公式尝试计算它们产生的总渗透压。

相同温度下，渗透压（或渗透浓度）相等的两种溶液称为等渗溶液。相对而言，渗透压（或渗透浓度）不相等的两种溶液，渗透压（或渗透浓度）相对较高的称为高渗溶液，渗透压（或渗透浓度）相对较低的称为低渗溶液。

在医学上，以正常人血浆的渗透压（或渗透浓度）为标准来衡量溶液渗透压的相对高低。规定渗透浓度在 280～320 mmol/L 范围内的溶液或接近此范围的溶液为**等渗溶液**；渗透浓度低于 280 mmol/L 的溶液称为**低渗溶液**；高于 320 mmol/L 的溶液称为**高渗溶液**。

Note

临床上常用的等渗和高渗溶液见表1-5。

表 1-5　临床上常用的等渗和高渗溶液

临床上常用的等渗溶液	临床上常用的高渗溶液
0.154 mol/L(9 g/L)NaCl 溶液	0.56 mol/L(100 g/L)葡萄糖溶液
0.278 mol/L(50 g/L)葡萄糖溶液	2.78 mol/L(500 g/L)葡萄糖溶液
0.149 mol/L(12.5 g/L)NaHCO₃ 溶液	0.60 mol/L(50 g/L)NaHCO₃ 溶液
0.167 mol/L(18.7 g/L)乳酸钠溶液	1.10 mol/L(200 g/L)甘露醇溶液

人体红细胞内液与血浆是等渗的。如果将红细胞放入等渗溶液中,如图1-2(a)所示,水分子进出细胞膜的速率相等,红细胞保持原来状态;若将红细胞放入高渗溶液中,如图1-2(b)所示,红细胞内的水就通过细胞膜向外渗出,红细胞逐渐皱缩,这种现象称为胞浆分离;若将红细胞放入纯水或低渗溶液中,如图1-2(c)所示,水分子则通过细胞膜渗入红细胞内,红细胞逐渐膨胀,以致破裂,这种现象称为溶血。因此,**临床上给患者大量输液时,应输等渗溶液。**

(a)等渗溶液　　　　(b)高渗溶液　　　　(c)低渗溶液

图 1-2　红细胞在不同浓度 NaCl 溶液中的形态图

但临床上为了治疗的需要也经常用高渗溶液,如对急需增加血液中葡萄糖的患者,用500 g/L 葡萄糖高渗溶液效果较好。需要注意,**用高渗溶液做静脉注射时,须严格控制用量,滴注速率要缓慢,**以便高渗溶液被体液很快稀释,否则易造成局部高渗,使红细胞皱缩而黏合在一起形成血栓。若临床上用高渗溶液作为脱水药,则需适当加快滴注速率,以提高血浆渗透压。如脑水肿患者滴注200 g/L 的甘露醇高渗溶液时,常将200～250 mL 甘露醇高渗溶液于15～20 min 内快速静脉滴注。

渗透作用在医学、药学上的应用是多方面的。比如给患者换药时,通常用与组织细胞液等渗的生理盐水冲洗伤口,如用纯水或高渗盐水则会引起疼痛;配眼药水时,眼药水必须与眼黏膜细胞的渗透压相同,否则会刺激眼睛产生疼痛;肾功能障碍者的血液透析也是渗透作用的一种临床应用。

知识拓展

晶体渗透压和胶体渗透压

人体血液中含有无机盐离子和小分子,如 Na^+、K^+、Ca^{2+}、HCO_3^-、葡萄糖、氨基酸等;还含有高分子胶体物质,如蛋白质、核酸等。由低分子晶体物质所产生的渗透压称为晶体渗透压,约为 729.5 kPa;由高分子胶体物质所产生的渗透压称为胶体渗透压,约为 40.5 kPa。血浆总渗透压是这两种渗透压的总和,约为 770 kPa,其中晶体渗透压约占总渗透压的 95%。

根据人体内半透膜的通透性不同,晶体渗透压和胶体渗透压的功能不同。细胞膜将细胞内液和外液隔开,并只让水分子自由通过膜内外,而 K^+、Na^+ 不易透过。人体内缺水时,细胞外液的盐浓度升高,晶体渗透压增大,于是细胞内水分子向外渗透,造成细胞内失水而皱缩;如果大量饮水或输入过多的葡萄糖溶液,细胞外液的盐浓度降低,晶体渗透压减小,则使细胞外液的水分子向细胞内渗透,造成细胞膨胀,严重时可引起水中毒。可见晶体渗透压对维持细胞内外的水盐平衡起重要的作用。

毛细血管壁与细胞膜不同,它可以让低分子的水、葡萄糖、尿素、氨基酸及各种离子自由透过,而蛋白质等高分子物质不能透过,因此,胶体渗透压虽小,但对维持毛细血管内外水的相对平衡起重要作用。如果由于某种疾病造成血浆中蛋白质减少,血浆的胶体渗透压就会降低,血浆的水就会透过毛细血管壁而进入组织间液,使血容量(人体血液总量)降低,而组织间液增多,这是形成水肿的原因之一。临床上对大面积烧伤或由于失血造成血容量降低的患者进行补液时,除补生理盐水外,同时还要输入血浆或右旋糖酐等血浆代用品,以恢复胶体渗透压和增大血容量。

趣味阅读

高渗透压婴儿奶粉与婴儿肾结石的发生

如果把摘下来的黄瓜浸泡在清水中,黄瓜显得水灵饱满,因为清水透过表皮进入了黄瓜;如果浸泡在盐水中,黄瓜会起皱干瘪,因为黄瓜表皮的水分子流向了盐水。黄瓜表皮水分子的流向取决于内外两侧的压力差,即"渗透压"。所以有时说某物质渗透压高,实际表达的意思是其"吸水能力强"。显然盐的浓度越高,表现出来的"吸水能力"就越强,于是在黄瓜表皮界面上,出现了"水往高处流"的现象。

一般来说,分散在乳汁里的各种物质,例如,溶解的各种盐类和糖类、胶体粒子蛋白质及乳化状态的脂肪球颗粒等,都会按其浓度变化而产生不同的渗透压。一旦乳汁的渗透压与身体所要求的渗透压不一致,而婴儿摄入这种乳汁时,在内脏器官的表面,甚至在单个细胞的表面,同样也会发生"水往高处流"的现象。所以医生总是要求家长必须准确加水冲调奶粉,既不能多加水也不能少加水。这实际上是要求准确控制渗透压。然而,婴儿奶粉复原所得乳汁的渗透压并不单纯取决于加水量,各种添加物更是关键因素,所以配方奶粉的配方必须科学合理。当婴儿乳汁的渗透压长期偏高时,必将增加婴儿的肾脏负荷。因为细胞内液中的水分子将穿过细胞膜进入细胞外液,在细胞变皱的同时细胞内液物质浓度升高,其中各种生物活性物质,包括蛋白质和多种离子等都会发生行为紊乱,从而导致水、电解质、酸碱等体液系统的平衡失调。临床上常见的症状为口渴、尿量减少(脱水)、呼吸急迫、体重减轻(能量消耗增大)。婴儿的肾脏发育尚不完全,几乎不具有自我调节能力,因此,最易遭受此种伤害,引起肾结石。这是因为尿量的减少促使血液的 pH 降低;肾脏内部肾小管髓祥细段底部的沉积物增多达到一定量时,肾小管就容易发生堵塞形成肾结石。与此同时,它还会使婴儿的甲状旁腺激素分泌增加,这也为婴儿肾结石创造了条件。

 点 滴 积 累

一、物质的量

通过物质的量这一物理量,借助阿伏加德罗常数和摩尔质量,可以把物质的宏观质量与构成它们的微观粒子的数量联系起来。

$$m(物质的质量)\Longleftrightarrow n(物质的量)\Longleftrightarrow N(微粒数)$$

宏观　　　　　　　　　　　　　　微观

$$n=\frac{N}{N_A} \qquad n=\frac{m}{M}$$

二、溶液浓度的表示方法及换算

（一）溶液浓度的表示方法

$$溶液的浓度=\frac{溶质的量}{溶液(或溶剂)的量}$$

溶液浓度的表示方法有多种,医学上常用的有以下几种。

溶液浓度的表示方法	符 号	表达式	常 用 单 位
物质的量浓度	c_B	$c_B=\frac{n_B}{V}$	mol/m³、mol/L、mmol/L、μmol/L
质量浓度	ρ_B	$\rho_B=\frac{m_B}{V}$	kg/m³、g/L、mg/L、μg/L
质量分数	ω_B	$\omega_B=\frac{m_B}{m}$	1(一般不写单位)
体积分数	φ_B	$\varphi_B=\frac{V_B}{V}$	1(一般不写单位)

（二）溶液浓度的换算

1. 质量浓度与物质的量浓度间的换算关系为 $c_B=\frac{\rho_B}{M_B}$。

2. 质量分数与物质的量浓度间的换算关系为 $c_B=\frac{\omega_B\rho}{M_B}$。

三、溶液的配制和稀释

1. 溶液配制的一般步骤为计算→称量→溶解→冷却→转移→定容→混匀→装瓶→贴标签。

2. 溶液的稀释:稀释定律为**稀释前溶质的量＝稀释后溶质的量**。

稀释公式:

$$c_1V_1=c_2V_2$$

 Note

$$\rho_1 V_1 = \rho_2 V_2$$
$$\omega_1 m_1 = \omega_2 m_2$$
$$\varphi_1 V_1 = \varphi_2 V_2$$

四、溶液的渗透压

1. 理想的半透膜只允许溶剂分子(如水分子)透过,而溶质分子或离子不能透过。

2. 溶剂分子透过半透膜由纯溶剂进入溶液或从稀溶液进入浓溶液的现象称为渗透现象,简称渗透。

3. 渗透现象必须具备两个条件:一是有半透膜存在;二是半透膜两侧溶液存在渗透浓度差。

4. 渗透浓度是指溶液中能产生渗透作用的各种粒子(包括电解质离子和非电解质分子)的总浓度。规定渗透浓度在 280～320 mmol/L 范围内的溶液或接近此范围的溶液为等渗溶液;渗透浓度低于 280 mmol/L 的溶液为低渗溶液;高于 320 mmol/L 的溶液为高渗溶液。

临床上给患者大量输液时,应输等渗溶液。用高渗溶液做静脉注射时,须严格控制用量,滴注速率要缓慢。

目 标 检 测

一、单项选择题

1. 物质的量是表示( )。

A. 物质数量的量
B. 物质的质量的量
C. 物质微观粒子数目的量
D. 物质能量的量

2. 摩尔是( )。

A. 一个物理量
B. 表示物质的质量单位
C. 表示物质的量的单位
D. 既是物质的数量单位又是物质的质量单位

3. 下列叙述错误的是( )。

A. 1 mol 任何物质都含有约 6.02×10^{23} 个原子

B. 0.012 kg ^{12}C 含有约 6.02×10^{23} 个碳原子

C. 在使用摩尔表示物质的量的单位时,应用化学式指明粒子的种类

D. 物质的量单位是国际单位制中七个基本单位之一

4. 下列数量的各物质中,含原子个数最多的是( )。

A. 1 mol HCl
B. 3.01×10^{23} 个碘分子
C. 12 g ^{12}C
D. 0.5 mol CH_4

5. 在一定质量的碳酸钠(Na_2CO_3)中,碳原子和氧原子的物质的量之比是( )。

A. 1:1   B. 1:3   C. 3:1   D. 无法确定

6. 相等物质的量的 CO 和 CO_2 相比较,下列有关叙述中正确的是( )。

①它们所含的分子数目之比为 1:1   ②它们所含的 O 原子数目之比为 1:2
③它们所含的原子总数目之比为 2:3 ④它们所含的 C 原子数目之比为 1:1
⑤它们所具有的质量之比为 7:11

A. ①④   B. ②③   C. ④⑤   D. ①②③④⑤

17

7. 1 mol/L 的 NaCl 溶液表示（   ）。

A. 溶液中含有 1 mol NaCl   B. 1 mol NaCl 溶于 1 L 水中

C. 58.5 g NaCl 溶于 941.5 g 水中   D. 1 L 溶液中含有 1 mol NaCl

8. 0.12 mol/L 的 NaCl、$MgCl_2$、$AlCl_3$ 三种溶液各 500 mL 中 Cl^- 的物质的量浓度（   ）。

A. 相同

B. 无法比较

C. 依次为 0.12 mol/L、0.24 mol/L、0.36 mol/L

D. 依次为 0.06 mol/L、0.12 mol/L、0.18 mol/L

9. 已知生理盐水的质量浓度是 9 g/L，其物质的量浓度为（   ）。

A. 0.0154 mol/L   B. 0.154 mol/L   C. 1.54 mol/L   D. 0.280 mol/L

10. 相同温度下，下列溶液中渗透压最大的是（   ）。

A. 0.1 mol/L NaCl 溶液   B. 0.1 mol/L 葡萄糖溶液

C. 0.1 mol/L CH_3CH_2OH 溶液   D. 0.1 mol/L Na_2SO_4 溶液

11. 相同条件下，决定渗透压大小的因素是（   ）。

A. 粒子大小   B. 粒子所带电荷

C. 粒子数目   D. 溶质质量

12. 会使红细胞发生皱缩的是（   ）。

A. 0.154 mol/L NaCl 溶液   B. 1.54 mol/L NaCl 溶液

C. 0.149 mol/L $NaHCO_3$ 溶液   D. 0.167 mol/L 乳酸钠溶液

13. 在临床上给患者大量输液时，使用的必须是（   ）溶液。

A. 高渗   B. 高渗和低渗   C. 低渗   D. 等渗

14. 能保持红细胞正常形态的溶液是（   ）。

A. 18.7 g/L 乳酸钠溶液   B. 9 g/L NaCl 溶液

C. 50 g/L 葡萄糖溶液   D. 以上都是

二、填空题

1. 1 mol H_2O 中含有_____个水分子，_____个氢原子。

2. NaCl 的摩尔质量是_____，0.2 mol NaCl 的质量为_____。

3. 32 g 氧气所含氧分子数为_____。

4. 物质的量浓度的符号为_____，医学常用单位为_____、_____、_____；质量浓度的符号为_____，医学常用单位为_____、_____、_____。

5. 体积分数为 0.75 的消毒用乙醇溶液，意思是在 100 mL 这种乙醇溶液中含有乙醇_____。

6. 产生渗透现象必须同时具备两个条件：一是_____，二是_____。

7. 正常人体血浆渗透压为_____，相当于血浆渗透总浓度为_____。

三、简答题

1. 给患者大量输液时，为什么一定要输等渗溶液？

2. 比较下列各组溶液中两种溶液渗透压的高低，如果用半透膜将两种溶液隔开，指出渗透方向。

（1）50 g/L 蔗糖（$C_{12}H_{22}O_{11}$）溶液与 50 g/L 葡萄糖（$C_6H_{12}O_6$）溶液。

（2）0.1 mol/L NaCl 溶液与 0.1 mol/L 葡萄糖（$C_6H_{12}O_6$）溶液。

3．如何配制 500 mL 9 g/L NaCl 溶液？

四、计算题

1．配制 $\varphi_B=0.75$ 的乙醇溶液 500 mL，需取 $\varphi_B=0.95$ 的乙醇多少毫升？

2．将 4 g NaOH 溶于水配制成 500 mL 溶液，求该溶液的物质的量浓度和质量浓度。

3．临床上纠正酸中毒时，常使用乳酸钠（$C_3H_5O_3Na$）注射液，它的规格是每支 20 mL 注射液中含乳酸钠 2.24 g，现临床上需要浓度为 1/6 mol/L 的乳酸钠溶液 600 mL，需要此种规格的乳酸钠注射液多少毫升？需要多少支此种规格的注射液？

（蒋广敏）

第二章 电解质溶液

学习目标

掌握：强电解质和弱电解质、缓冲溶液的概念；弱电解质的电离、强酸溶液和强碱溶液 pH 的计算、pH 与溶液酸碱性的关系。

熟悉：溶液酸碱性的判断方法、缓冲溶液的组成。

了解：电离度和水的离子积，缓冲溶液在医学上的意义。

电解质是一类重要的化学物质，广泛存在于日常生活、化学工业及药物生产等领域，并与生命活动密切相关。人体的体液中存在多种电解质离子，如 Na^+、K^+、Ca^{2+}、Cl^-、$H_2PO_4^-$、HPO_4^{2-}、HCO_3^-、CO_3^{2-}、PO_4^{3-}、SO_4^{2-} 等，这些离子是人体中维持渗透平衡和酸碱平衡不可缺少的成分，同时对神经、肌肉等组织的生理、生化功能起重要作用，其含量与人体的许多生理及病理现象有着密切关系。因此，掌握电解质溶液的有关知识，是学习医学科学知识所必需的。本章主要介绍电解质的电离、溶液的酸碱性及缓冲溶液。

第一节 电解质的电离

 导学情景

如果发现一个不幸的人正在承受电流的攻击，你会怎么做？要在保障自己生命安全的前提下，理智而有条理地实施抢救。首先我们应该尽可能地运用身边所能运用的所有物品、工具，迅速将被电流攻击的人与触电的源头分离开来。在这个过程中，千万不要用自己的手直接接触触电的人，也不能用潮湿的工具或金属物拨开电线，

因为这样很容易将电流过渡到自己的身上，不仅达不到救人的目的，反而甚至白白赔上自己的生命。

人之所以会触电，是因为人体是电的导体。我们熟悉的心电图正是利用人体

能够导电,使用心电图机从体表记录心脏每一个心动周期所产生的电活动变化的图形。

金属是导体,是因为金属中有可以自由移动的电子;人体是导体,是因为人体中存在大量的水分和多种电解质离子。

一、电解质及其电离

(一) 电解质和非电解质

【演示实验】 如图 2-1 所示的溶液导电性装置中,在 5 个烧杯中分别盛有等体积的 0.1 mol/L 的氯化钠溶液、盐酸、氢氧化钠溶液、蔗糖溶液、乙醇溶液,插入电极,接通电源。注意观察灯泡的明亮程度。

图 2-1 溶液导电性装置

实验结果显示,连接氯化钠溶液、盐酸、氢氧化钠溶液的灯泡会亮,而连接蔗糖溶液和乙醇溶液的灯泡不亮。

氯化钠、氯化氢、氢氧化钠溶于水所形成的溶液都能导电,其中氢氧化钠、氯化钠受热熔融时也能导电,而乙醇和蔗糖无论是溶于水还是在熔融状态下都不能导电。据此,人们把化合物分为两大类:**在水溶液或熔融状态下能够导电的化合物称为电解质**,酸、碱、盐都是电解质;**在水溶液和熔融状态下都不能导电的化合物称为非电解质**,蔗糖、乙醇等都是非电解质。

(二) 电解质的电离

电解质的水溶液或电解质在熔融状态下之所以能够导电,与电解质本身的结构有着密切的关系。现以氯化钠为例进行分析。

氯化钠晶体是由带正电荷的 Na^+ 和带负电荷的 Cl^- 通过静电作用按一定规律紧密排列所形成的(图 2-2),晶体中的离子(Na^+ 和 Cl^-)不能自由移动,因此晶体不能导电。当氯化钠晶体溶于水时,Na^+ 和 Cl^- 就会逐渐脱离晶体表面而进入溶液,成为能够自由移动的离子。受热熔化时,氯化钠晶体中的 Na^+ 和 Cl^- 也能成为自由移动的离子。在外加电场的作用下,能够自由移动的离子就会发生定向移动形成电流,因此氯化钠的水溶液和熔融的氯化钠能够导电。

像氯化钠这样溶于水或受热熔化时,解离成能够自由移动的离子的过程称为**电离**。实验证明,酸在溶于水时能发生电离,而碱、盐在溶于水或受热熔化时能发生电离。

电离可以用电离方程式表示。例如:

Note

$$HCl \Longrightarrow H^+ + Cl^-$$
$$NaOH \Longrightarrow Na^+ + OH^-$$
$$NaCl \Longrightarrow Na^+ + Cl^-$$

图 2-2　氯化钠晶体及结构模型

知识链接

酸、碱、盐的定义

酸：电离时产生的阳离子全部是氢离子的化合物。例如：H_2SO_4（硫酸）、HCl（盐酸）、HNO_3（硝酸）、H_2CO_3（碳酸）等。

碱：电离时产生的阴离子全部是氢氧根离子的化合物。例如：$NaOH$（氢氧化钠）、KOH（氢氧化钾）、$Ca(OH)_2$（氢氧化钙）、$NH_3 \cdot H_2O$（氨水）等。

盐：电离时能生成金属阳离子（或 NH_4^+）和酸根阴离子的化合物。例如：Na_2CO_3（碳酸钠）、$CuSO_4$（硫酸铜）、NH_4NO_3（硝酸铵）等。

（三）强电解质和弱电解质

【演示实验】　如图 2-1 所示的装置中，在 5 个烧杯中分别盛有等体积的 0.1 mol/L 的盐酸、醋酸溶液、氢氧化钠溶液、氨水和氯化钠溶液，插入电极，接通电源，注意观察灯泡的明亮程度。

实验结果表明，这些灯泡的明亮程度明显不一样。盐酸、氢氧化钠溶液、氯化钠溶液所连电路上的灯泡较亮，而醋酸溶液和氨水所连电路上的灯泡则较暗。

灯泡的明亮程度不一样，这说明在同一条件下，相同体积和浓度的不同电解质的导电能力是不同的。溶液的导电能力强弱与单位体积的溶液中自由移动的离子数目有关，即单位体积内溶液中自由移动的离子数目越多，溶液的导电能力越强；离子数目越少，溶液的导电能力越弱。而单位体积内相同浓度的溶液中自由移动的离子数目的多少是由电解质的电离程度决定的。根据电解质电离程度不同，可将电解质分为强电解质和弱电解质。

在水溶液中能全部电离成阴、阳离子的电解质称为强电解质。强电解质的电离过程是单向的，即电解质分子在水溶液中完全电离成离子。常见的强电解质如表 2-1 所示。

表 2-1　常见强电解质

物质类型	实例
强酸	HCl、H_2SO_4、HNO_3、$HClO_4$、HBr、HI
强碱	$NaOH$、KOH
大多数盐	$NaCl$、K_2SO_4、Na_2CO_3、NH_4Cl、$CuSO_4$

在水溶液中只有部分电离成阴、阳离子的电解质称为弱电解质,如弱酸(H_2CO_3、CH_3COOH、H_2S 等)、弱碱($NH_3 \cdot H_2O$ 等)。水是一种极弱的电解质。

在弱电解质溶液中,弱电解质分子电离成离子的同时,部分离子又重新结合成分子,该过程是**双向可逆的**,电离方程式中的"$=$"要用"$\rightleftharpoons$"代替。例如,醋酸的电离方程式为 $CH_3COOH \rightleftharpoons CH_3COO^- + H^+$,氨水的电离方程式为 $NH_3 \cdot H_2O \rightleftharpoons NH_4^+ + OH^-$。

如果弱电解质是多元弱酸,则它们的电离是分步进行的,如碳酸的电离。

第一步电离 $\qquad H_2CO_3 \rightleftharpoons H^+ + HCO_3^-$

第二步电离 $\qquad HCO_3^- \rightleftharpoons H^+ + CO_3^{2-}$

多元弱酸的电离,第一步电离程度最大,第二步电离程度减小,并依次递减。

弱电解质的水溶液中只有少量的离子,大部分仍以分子的形式存在。正是因为强电解质完全电离而弱电解质部分电离,相同浓度的强电解质溶液中电离出的离子比弱电解质溶液中多,造成它们的导电能力不同。

课堂互动

写出下列电解质的电离方程式。

H_2SO_4 KOH $NaNO_3$ CH_3COONa NH_4Cl CH_3COOH H_2S $NH_3 \cdot H_2O$

二、弱电解质的电离平衡

(一)电离平衡

弱酸、弱碱等弱电解质在水溶液中的电离是一个可逆过程,存在分子与离子之间的电离平衡。如醋酸的电离过程:

$$CH_3COOH \rightleftharpoons CH_3COO^- + H^+$$

醋酸溶于水中开始电离时,CH_3COOH 分子浓度大,CH_3COOH 分子电离成 H^+ 和 CH_3COO^- 的速率大于 H^+ 和 CH_3COO^- 结合生成 CH_3COOH 分子的速率,此时以 CH_3COOH 分子的电离为主;随着 CH_3COOH 分子的电离,H^+ 和 CH_3COO^- 的浓度逐渐增大,离子结合成 CH_3COOH 分子的速率逐渐加快,在某一时刻达到平衡。此时,CH_3COOH 分子电离成 H^+ 和 CH_3COO^- 的速率与 H^+ 和 CH_3COO^- 重新结合成 CH_3COOH 分子的速率相等,溶液中 CH_3COOH、H^+ 和 CH_3COO^- 的浓度不再发生改变,即弱电解质溶液处于一种动态平衡状态。

在一定条件下,当弱电解质分子电离成离子的速率和离子重新结合成弱电解质分子的速率相等时,电离过程即达到动态平衡,称为弱电解质的电离平衡。平衡状态时微粒的浓度可用"[ ]"表示,例如,平衡状态时 H^+ 和 CH_3COO^- 的浓度可表示为$[H^+]$和 $[CH_3COO^-]$。

(二)电离平衡移动

电离平衡是一种动态平衡,当外界条件改变时,电离平衡会发生移动,达到新的平衡状态。在醋酸溶液中存在着下列电离平衡:

$$CH_3COOH \rightleftharpoons CH_3COO^- + H^+$$

达到平衡时,溶液中 CH_3COOH、H^+ 和 CH_3COO^- 都保持着一定的浓度。如果改变其中任一浓度,可使原来的电离平衡被破坏而移动,直至建立新的平衡。例如:向溶液中加入 $NaOH$ 后,$NaOH$ 中的 OH^- 与 H^+ 结合生成 H_2O,溶液中的 H^+ 浓度降低,使平衡向右移动;若加入 CH_3COONa 使溶液中 CH_3COO^- 浓度增高,则平衡向左移动;加入冰醋酸会增高 CH_3COOH 分子的浓度,使平衡向右移动。

由于条件(如浓度)的改变,弱电解质由原来的电离平衡达到新的电离平衡的过程,称为电离平衡的移动。

课堂互动

在氨水中分别加入盐酸、氢氧化钠、浓氨水,电离平衡向哪个方向移动?

(三) 电离度

不同的弱电解质在水溶液中的电离程度不同,其电离程度的大小可用电离度来表示。

在一定温度下,当弱电解质在溶液中达到电离平衡时,已电离的弱电解质分子数与电离前弱电解质分子总数的百分比,称为该弱电解质的电离度。电离度用 α 表示。

$$电离度(\alpha)=\frac{已电离的分子数}{分子总数}\times100\% \tag{2-1}$$

实验测得,25 ℃时,0.1 mol/L 的 CH_3COOH 溶液的 α 为 1.32%,表示该溶液中每 10000 个 CH_3COOH 分子中有 132 个电离,其余均以分子形式存在。

电离度反映弱电解质电离程度的大小,电离度越大,表示该弱电解质的电离程度越大。电离度可以定量表示弱电解质的相对强弱,同样的条件下,电解质越弱,它的电离度越小。电离度的大小除与弱电解质的本性有关外,还与温度及溶液的浓度有关。

强电解质在溶液中完全电离,从理论上讲,其电离度为 100%,但由于溶液中阴、阳离子相互的静电作用,导电性降低。根据导电性测定,强电解质的电离度都小于 100%,通常称为表观电离度。几种常见电解质的电离度见表 2-2。

表 2-2 几种常见电解质的电离度(25 ℃,0.1 mol/L)

电解质	电离度/(%)	电解质	电离度/(%)
盐酸(HCl)	92	氢氧化钠(NaOH)	91
硝酸(HNO_3)	92	氢氧化钡[$Ba(OH)_2$]	81
硫酸(H_2SO_4)	61	氨水($NH_3 \cdot H_2O$)	1.33
磷酸(H_3PO_4)	26	氯化钠(NaCl)	87
醋酸(CH_3COOH)	1.32	硝酸银($AgNO_3$)	81
碳酸(H_2CO_3)	0.17	醋酸钠(CH_3COONa)	79

知识拓展

电离平衡常数

一元弱酸(HA)在水溶液中的电离平衡方程式为

$$HA \Longrightarrow H^+ + A^-$$

在一定温度下,HA 的电离达到平衡时,分子和各离子浓度不再发生变化,其平衡常数可表示为

$$K_i = \frac{[H^+][A^-]}{[HA]} \tag{2-2}$$

式(2-2)中,K_i 表示一定温度下,弱电解质在水溶液中达电离平衡时,已电离的

Note

各离子浓度的系数幂乘积与未电离的分子浓度的比值是一常数。K_i 值的大小也可反映弱电解质电离程度的大小。K_i 值越大，表示弱电解质电离程度越大；K_i 值越小，表示弱电解质电离程度越小。根据不同弱电解质的 K_i 值，可以比较它们电离能力的相对强弱，因此 K_i 亦称为电离常数。

电离常数与弱电解质的本性及温度有关，而与其浓度无关。一般情况下，温度越高，电离常数越大，但其随温度变化不太明显。同一温度下，弱电解质的电离常数是个定值（表 2-3、表 2-4）。

表 2-3　不同温度下相同浓度 CH_3COOH 溶液中 CH_3COOH 的电离常数

温度/℃	10	20	30	40	50	60
K_i 值	1.73×10^{-5}	1.75×10^{-5}	1.75×10^{-5}	1.70×10^{-5}	1.68×10^{-5}	1.54×10^{-5}

表 2-4　不同浓度 CH_3COOH 溶液中 CH_3COOH 的电离常数和电离度（25 ℃）

参数	$c/(mol/L)$			
	0.001	0.02	0.1	0.2
K_i 值	1.75×10^{-5}	1.75×10^{-5}	1.75×10^{-5}	1.75×10^{-5}
$\alpha/(\%)$	13.3	2.96	1.32	0.938

通常，弱酸的电离常数用 K_a 表示，弱碱的电离常数用 K_b 表示。对于多元弱酸来说，其电离是分步进行的，每一步电离都有其相应的电离常数，分别称作一级电离常数、二级电离常数、三级电离常数等，用 K_{a1}、K_{a2}、K_{a3} 等来表示。K_a 或 K_b 值的大小可用来比较弱酸、弱碱的相对强弱。K_a 值越大，酸性越强；K_b 值越大，碱性越强。一些常见弱电解质的电离常数见表 2-5。

表 2-5　一些常见弱电解质的电离常数（25 ℃）

名称	K_i 值	名称	K_i 值
醋酸（CH_3COOH）	1.75×10^{-5}	甲酸（$HCOOH$）	1.77×10^{-4}
氢氰酸（HCN）	6.17×10^{-10}	磷酸（H_3PO_4）	$7.11\times10^{-3}(K_{a1})$
碳酸（H_2CO_3）	$4.45\times10^{-7}(K_{a1})$		$6.34\times10^{-8}(K_{a2})$
	$5.69\times10^{-11}(K_{a2})$		$4.79\times10^{-13}(K_{a3})$
草酸（$H_2C_2O_4$）	$5.36\times10^{-2}(K_{a1})$	氨（NH_3）	1.76×10^{-5}
	$5.35\times10^{-5}(K_{a2})$	苯胺（$C_6H_5NH_2$）	3.98×10^{-10}

三、同离子效应

弱电解质的电离平衡是暂时的、相对的，是一种动态的平衡。当外界条件不变时，电离平衡保持不变；当外界条件发生改变时，电离平衡将发生移动。例如，在醋酸溶液中存在下列电离平衡：

$$CH_3COOH \rightleftharpoons CH_3COO^- + H^+$$

达到平衡时，溶液中 $[CH_3COOH]$、$[H^+]$ 和 $[CH_3COO^-]$ 不再变化。当外界条件（如浓度）改变时，电离平衡则会发生移动。如果向溶液中加入少量 CH_3COONa 固体，

Note

25

CH_3COONa 为强电解质,在溶液中全部电离,使溶液中的 $[CH_3COO^-]$ 增高,电离平衡向生成 CH_3COOH 分子的方向移动,达到新的电离平衡状态时,CH_3COOH 的电离度降低,同时 $[H^+]$ 也降低。

$$CH_3COOH \Longrightarrow H^+ + CH_3COO^-$$
$$CH_3COONa \Longrightarrow Na^+ + CH_3COO^-$$

在弱电解质溶液中,加入与弱电解质有相同离子的强电解质,使弱电解质的电离度降低的现象,称为同离子效应。

同样,在 $NH_3 \cdot H_2O$ 溶液中加入少量强电解质 NH_4Cl 或 $NaOH$,也会使 $NH_3 \cdot H_2O$ 的电离度降低。

在醋酸溶液中,分别加入盐酸、氢氧化钠,电离平衡向哪个方向移动?其中哪一种能产生同离子效应?

同离子效应可以使弱电解质的电离平衡发生移动,电离度降低。同离子效应在药物分析中用来控制溶液中某离子的浓度,还可以用于指导缓冲溶液的配制。

知识链接

人体中的水和电解质

水和电解质广泛分布在人体细胞内、外,参与体内许多代谢活动,可以维持体液的酸碱平衡、体液渗透压平衡、细胞正常的物质代谢、神经和肌肉的应激性,对正常生命活动起着非常重要的作用。水、电解质代谢紊乱在临床上十分常见。许多全身性的病理过程(如肾病、腹泻、呕吐等)都可以引起或伴有水、电解质代谢紊乱;一些外界因素如药物使用不当或运动后大量饮用碳酸饮料等,也可导致水、电解质代谢紊乱。临床上常见的水与电解质代谢紊乱有高渗性脱水、低渗性脱水、等渗性脱水、水肿、水中毒、低钾血症和高钾血症等。如果不及时调整,可使全身各系统特别是心血管系统、神经系统的生理功能和机体的物质代谢发生相应的障碍,严重时可导致死亡。

第二节 水的电离及溶液的酸碱性

导学情景

小林最近经常恶心、呕吐、腹痛、腹泻,并伴有心律失常、面色潮红、血压下降、呼吸加快加深、疲乏、眩晕、嗜睡、烦躁等一系列症状,经相关项目的检查,医生诊

Note

断为代谢性酸中毒。医生除针对其基本病因进行治疗外,还辅以碳酸氢钠药物治疗。

碳酸氢钠可以看作弱酸碳酸和强碱氢氧化钠生成的盐,其水溶液显碱性。因此,可以利用其碱性中和人体内非正常代谢产生的多余酸性物质,使体液的酸度维持在正常的范围内。

人体内的水大约占体重的 70%,是构成身体内各种液体的主要成分,参与机体的代谢活动,对维持正常生命活动起着非常重要的作用。同时水也是一种重要的溶剂,能溶解许多物质,化学中如果没有特别说明,溶液指的都是水溶液。

我们用图 2-3 所示的装置来测量纯水的导电性时,发现灯泡不亮,但是灵敏电流计指针发生了偏转,说明纯水中有离子存在,但离子的量很少。这些离子来自水的电离,常温下大约每 5 亿个水分子中只有 1 个发生电离。

图 2-3 纯水的导电性实验

水有微弱的导电性,能够发生电离。因此,要讨论溶液的酸碱性首先要了解水的电离情况。

一、水的电离和离子积

水是一种极弱的电解质,它能电离出极少量的 H^+ 和 OH^-,其电离方程式为

$$H_2O \Longleftrightarrow H^+ + OH^-$$

实验测得,25 ℃时,1 L 纯水中仅有 1.0×10^{-7} mol 的水分子发生电离,$[H^+] = [OH^-] = 1.0 \times 10^{-7}$ mol/L,$[H^+]$ 和 $[OH^-]$ 的乘积是一常数,用 K_w 表示。

$$K_w = [H^+][OH^-] = 1.0 \times 10^{-14} \tag{2-3}$$

K_w 称为水的离子积常数,简称水的离子积。常温下,任一稀溶液中 $[H^+]$ 和 $[OH^-]$ 的乘积都是一个常数,为 1.0×10^{-14}。

水的电离是吸热过程,水的离子积随温度的升高而增大,但 K_w 随温度变化不大(表 2-6),通常取值为 1.0×10^{-14}。

表 2-6 不同温度时水的离子积

$T/℃$	5	15	25	35	45	100
K_w	1.9×10^{-15}	4.6×10^{-15}	1.0×10^{-14}	2.1×10^{-14}	3.9×10^{-14}	5.5×10^{-13}

Note

课堂互动

(1) 某溶液[H⁺]=1.0×10⁻³ mol/L，则[OH⁻]为多少？

(2) 0.1 mol/L NaOH 溶液的[OH⁻]为多少？[H⁺]为多少？

二、溶液的酸碱性和 pH

(一) 溶液的酸碱性与[H⁺]的关系

K_w 反映了水溶液中[H⁺]和[OH⁻]的关系。若溶液中的[H⁺]=[OH⁻]，则称该溶液为中性溶液；若溶液中的[H⁺]>[OH⁻]，则称该溶液为酸性溶液；若溶液中的[H⁺]<[OH⁻]，则称该溶液为碱性溶液。由于[H⁺][OH⁻]=K_w，室温时 K_w=1.0×10⁻¹⁴，溶液的酸碱性与[H⁺]和[OH⁻]的关系可表示如下。

中性溶液　[H⁺]=[OH⁻]=1.0×10⁻⁷ mol/L

酸性溶液　[H⁺]>1.0×10⁻⁷ mol/L>[OH⁻]

碱性溶液　[H⁺]<1.0×10⁻⁷mol/L<[OH⁻]

溶液中[H⁺]越高，其[OH⁻]越低，酸性越强，碱性越弱；[H⁺]越低，其[OH⁻]越高，酸性越弱，碱性越强。

任何水溶液中 H⁺ 与 OH⁻ 总是同时存在，只是浓度不同，溶液的酸碱性可用[H⁺]或[OH⁻]来表示，习惯上常用[H⁺]表示。但当溶液中的[H⁺]很低时，如血浆中[H⁺]=3.98×10⁻⁸ mol/L，用[H⁺]表示溶液的酸碱性就很不方便，此时可采用 pH 来表示溶液的酸碱性。

(二) 溶液的 pH

pH 是指氢离子浓度的负对数。其数学表达式为

$$pH=-lg[H^+] \tag{2-4}$$

例如：

[H⁺]=1.0×10⁻⁷ mol/L　pH=7

[H⁺]=1.0×10⁻² mol/L　pH=2

[H⁺]=1.0×10⁻⁹ mol/L　pH=9

如图 2-4 所示，25 ℃时，溶液的酸碱性与 pH 关系如下：

中性溶液　pH=7

酸性溶液　pH<7

碱性溶液　pH>7

图 2-4　25 ℃时氢离子浓度与 pH 的关系

pH 的常用范围为 0～14。pH 越小，溶液的酸性越强，碱性越弱；pH 越大，溶液的酸性越弱，碱性越强。当[H⁺]和[OH⁻]高于 1 mol/L 时，用 pH 表示溶液的酸碱性不太方便，

一般直接用[H$^+$]或[OH$^-$]来表示。

注意,溶液的 pH 相差 1 个单位,[H$^+$]相差 10 倍。如 pH=2 和 pH=4 的两种溶液,[H$^+$]相差 100 倍。

溶液 pH 的粗略测定可用酸碱指示剂、广泛 pH 试纸或精密 pH 试纸,应较准确测定溶液的 pH 时,可以用 pH 计来完成。

知识拓展

酸碱指示剂

酸碱指示剂是指在不同 pH 溶液中能显示不同颜色的化合物。这种化合物多为有机弱酸或弱碱,其分子电离出的离子因结构不同而具有不同的颜色。下面以甲基橙为例来讨论酸碱指示剂的变色原理。

甲基橙是一种弱酸,它在水中的电离存在下列平衡。

$$HIn \rightleftharpoons H^+ + In^-$$
$$\text{甲基橙分子(红)} \qquad \text{甲基橙离子(黄)}$$

实验证明甲基橙溶液在 pH<3.1 时显红色,在 pH>4.4 时显黄色,溶液的 pH 由 3.1 变化到 4.4 时,甲基橙指示剂由红色变为黄色。这种指示剂由一种颜色过渡到另一颜色时溶液 pH 的变化范围,称为指示剂的变色范围。表 2-7 列出了常见酸碱指示剂的变色情况。

表 2-7 常见酸碱指示剂的变色情况

酸碱指示剂	变色范围	酸色	中间色	碱色
甲基橙	3.1~4.4	红	橙	黄
甲基红	4.4~6.2	红	橙	黄
酚酞	8.0~10.0	无色	粉红	红
石蕊	5.0~8.0	红	紫	蓝

在实际工作中常用多种指示剂按照不同比例混合配成通用指示剂。它有不同颜色的"色阶",不同的颜色对应不同的 pH。使用时,将待测液滴在 pH 试纸上,将试纸呈现的颜色与该试纸所附的标准比色卡(图 2-5)对照,即可测出溶液的近似 pH。

图 2-5 广泛 pH 试纸标准比色卡

Note

（三）溶液 pH 的计算

先计算溶液的[H⁺]，再根据公式 $pH=-lg[H^+]$ 求出溶液的 pH。

1. 强酸溶液 可以直接利用公式 $pH=-lg[H^+]$ 计算。

【例 2-1】 求 0.0001 mol/L HCl 溶液的 pH。

解：已知 HCl 是强电解质，在水溶液中全部电离，可得

$$[H^+]=0.0001 \text{ mol/L}=1\times10^{-4} \text{ mol/L}$$

$$pH=-lg[H^+]=-lg(1\times10^{-4})=-(0-4)=4$$

答：0.0001 mol/L HCl 溶液的 pH 为 4。

2. 强碱溶液 可先利用公式 $[H^+][OH^-]=1.0\times10^{-14}$ 计算出 $[H^+]$，再根据公式 $pH=-lg[H^+]$ 求出溶液的 pH。

【例 2-2】 求 0.001 mol/L NaOH 溶液的 pH。

解：已知 NaOH 是强电解质，在水溶液中全部电离为 Na^+ 和 OH^-，可得

$$[OH^-]=0.001 \text{ mol/L}=1\times10^{-3} \text{ mol/L}$$

$$[H^+]=1.0\times10^{-14}/[OH^-]=1.0\times10^{-14}/1\times10^{-3}=1\times10^{-11} \text{ mol/L}$$

$$pH=-lg[H^+]=-lg(1\times10^{-11})=-(0-11)=11$$

答：0.001 mol/L NaOH 溶液的 pH 为 11。

课堂互动

已知成人胃液的 pH＝1，婴儿胃液的 pH＝5，成人胃液中的[H⁺]和婴儿胃液中的[H⁺]分别是多少？成人胃液中的[H⁺]是婴儿胃液中的[H⁺]的多少倍？

（四）pH 在医学上的意义

pH 在医学上很重要。人体内的各种反应须在一定的 pH 条件下进行，各种体液和代谢产物都有一定的 pH 范围，见表 2-8。测定人体体液和代谢产物的 pH，可以帮助了解人的健康情况。例如，正常人体血液的 pH 总是维持在 7.35～7.45 之间。临床上将血液的 pH 小于 7.35 叫作**酸中毒**；pH 大于 7.45 叫作**碱中毒**。各种酶也只有在特定的 pH 范围内才能表现出其催化活性。

表 2-8 人体的某些体液和代谢产物的正常 pH

体液/代谢产物	血液	唾液	胃液	十二指肠液	粪便	尿液	胆汁	胰液
正常 pH	7.35～ 7.45	6.50～ 7.50	0.80～ 1.50	4.20～ 8.20	4.60～ 8.40	4.80～ 8.40	7.10～ 8.50	8.00～ 8.30

三、盐溶液的酸碱性

【演示实验】 在白色点滴板的 3 个凹槽中，分别滴加 1 滴 0.1 mol/L 的醋酸钠溶液、氯化铵溶液、氯化钠溶液，用 pH 试纸测定溶液的 pH 并与标准比色卡对照。

实验结果表明，相同浓度的醋酸钠溶液、氯化铵溶液和氯化钠溶液，醋酸钠溶液的 pH＞7，显碱性；氯化铵溶液的 pH＜7，显酸性；氯化钠溶液的 pH＝7，显中性。

为什么这些盐溶液会显示不同的酸碱性呢？盐溶液的酸碱性主要决定于盐类的组成，与盐类水解密切相关。

醋酸钠溶液显碱性,原因是醋酸钠是由强碱和弱酸生成的盐,在它的水溶液中,存在下列平衡:

$$CH_3COONa \Longrightarrow Na^+ + CH_3COO^-$$
$$+$$
$$H_2O \Longrightarrow OH^- + H^+$$
$$\Updownarrow$$
$$CH_3COOH$$

可以看出,由于 CH_3COONa 电离出的 CH_3COO^- 与水电离出来的 H^+ 结合生成弱电解质 CH_3COOH,从而破坏了水的电离平衡,由于[H^+]降低,水的电离平衡向右移动,[OH^-]增高,达到新的平衡时,溶液中[OH^-]>[H^+],使醋酸钠溶液显碱性。

在水溶液中,盐电离出的离子与水电离出的 H^+ 或 OH^- 结合生成弱电解质的过程称为盐的水解。

由此可知,**强碱和弱酸生成的盐能水解,其水溶液显碱性。**

氯化铵溶液显酸性,是因为它是由强酸和弱碱生成的盐,水解后显酸性。水解过程为

$$NH_4Cl \Longrightarrow NH_4^+ + Cl^-$$
$$+$$
$$H_2O \Longrightarrow OH^- + H^+$$
$$\Updownarrow$$
$$NH_3 \cdot H_2O$$

氯化铵是强电解质,在水中全部电离成 NH_4^+ 和 Cl^-。水能电离出少量的 H^+ 和 OH^-。溶液中的 H^+ 和 Cl^- 不能结合成氯化氢分子,而 NH_4^+ 和 OH^- 能结合生成弱电解质 $NH_3 \cdot H_2O$,破坏了水的电离平衡,促使水继续电离。溶液中的[OH^-]不断降低,而[H^+]不断增高,直到建立新的平衡。当达到平衡时,溶液中[H^+]>[OH^-],溶液显酸性。

由此可知,**强酸和弱碱所生成的盐能水解,其水溶液显酸性。**

氯化钠溶液显中性,是因为强酸和强碱所生成的盐不水解。氯化钠电离生成的 Na^+ 和 Cl^- 不与水中的 H^+ 和 OH^- 结合,没有生成弱电解质,水的电离平衡不受影响。

弱酸和弱碱生成的盐如醋酸铵也能水解,但水解情况复杂,这里不做介绍。

总之,盐的水解的实质是组成盐的离子能与水电离的 H^+ 或 OH^- 结合生成难电离的弱电解质,因而破坏了水的电离平衡,使溶液显示酸性或碱性。不同类型盐溶液的酸碱性见表 2-9。

表 2-9 不同类型盐溶液的酸碱性

类型	溶液酸碱性	实例
强酸强碱盐	中性	$NaCl$、KCl、Na_2SO_4、KNO_3
强酸弱碱盐	酸性	NH_4Cl、NH_4NO_3、$Al_2(SO_4)_3$
强碱弱酸盐	碱性	Na_2CO_3、$NaHCO_3$、CH_3COONa、K_2S
弱酸弱碱盐	情况复杂	$(NH_4)_2CO_3$、CH_3COONH_4

盐的水解在医药卫生和日常生活方面有重要的意义。临床上治疗酸中毒使用碳酸氢钠或乳酸钠,就是利用其水溶液显碱性的特点;治疗碱中毒使用氯化铵,也是因其水溶液显

酸性。明矾$[KAl(SO_4)_2·12H_2O]$净水是利用其水解后生成的氢氧化铝胶体可吸附水中的杂质。

盐的水解也会带来不利的影响。例如,某些药物因水解会变质,必须密闭保存在干燥处,以防止水解。

第三节　缓冲溶液

导学情景

人体内各种体液的pH都在一个恒定范围内,这是人体正常生理活动所必需的。而人体体液在复杂的生命代谢过程中会不断产生酸性物质和碱性物质,同时人们又不断地从食物中摄取酸性和碱性物质,但是人体内各种体液却都能够维持pH在一定范围内。例如,正常人血液的pH在7.35~7.45之间,若持续偏离将导致代谢紊乱,严重时甚至会危及生命造成死亡。血液等体液的pH是如何保持稳定的呢?

一、缓冲作用和缓冲溶液

【演示实验】　在室温条件下,往1 L纯水、1 L 0.2 mol/L的NaCl溶液、1 L含0.1 mol/L CH_3COOH与0.1 mol/L CH_3COONa的混合溶液中,分别加入1 mL 0.01 mol/L的HCl溶液和1 mL 0.01 mol/L的NaOH溶液,用pH试纸测得三种溶液的pH变化。

实验结果如表2-10所示。

表2-10　加酸或碱时溶液pH的变化

溶液	pH	加HCl后溶液的pH	加NaOH后溶液的pH
纯水	7	5	9
NaCl溶液	7	5	9
CH_3COOH与 CH_3COONa的混合溶液	5	5	5

实验结果表明,加入少量的强酸或强碱,纯水和NaCl溶液的pH发生了明显的变化,而CH_3COOH与CH_3COONa混合溶液的pH几乎不变。这说明纯水和NaCl溶液的pH很容易受外界少量强酸或强碱的影响而发生变化。CH_3COOH与CH_3COONa混合溶液能抵抗外来少量强酸或强碱而保持本身的pH几乎不发生变化。若向其中加入少量水稀释,其pH也不发生变化。**像这种能抵抗外来少量强酸、强碱或适当的稀释而保持本身pH几乎不变的作用称为缓冲作用,具有缓冲作用的溶液称为缓冲溶液。**

二、缓冲溶液的组成

缓冲溶液之所以具有缓冲作用,是因为溶液中含有两种成分:一种能与酸作用,称为抗酸成分；另一种能与碱作用，称为抗碱成分。这两种成分之间存在化学平衡，通常将这两种成分称为缓冲对或缓冲系。常见缓冲对见表 2-11。

表 2-11 常见缓冲对

类型	抗碱成分	抗酸成分
弱酸及其对应的盐	CH_3COOH	CH_3COONa
	H_2CO_3	$NaHCO_3$
	H_3PO_4	NaH_2PO_4
弱碱及其对应的盐	NH_4Cl	$NH_3 \cdot H_2O$
多元弱酸的酸式盐及其对应的次级盐	$NaHCO_3$	Na_2CO_3
	NaH_2PO_4	Na_2HPO_4
	Na_2HPO_4	Na_3PO_4

现以 $CH_3COOH\text{-}CH_3COONa$ 缓冲对为例来说明缓冲作用原理。

在 $CH_3COOH\text{-}CH_3COONa$ 缓冲溶液中，存在下列电离平衡：

$$CH_3COOH \Longleftrightarrow H^+ + CH_3COO^-$$

$$CH_3COONa \Longrightarrow Na^+ + CH_3COO^-$$

混合溶液中 $[CH_3COOH]$ 和 $[CH_3COO^-]$ 较高，当向该溶液中加入少量酸时，CH_3COO^- 和外来的 H^+ 结合生成 CH_3COOH，使电离平衡向左移动，当建立新的平衡时，溶液中 $[CH_3COOH]$ 略有增高，$[CH_3COO^-]$ 略有降低，而 $[H^+]$ 没有明显改变，溶液的 pH 几乎不变。

向溶液中加入少量碱时，溶液中 $[CH_3COOH]$ 较高，CH_3COOH 电离平衡向右移动，电离出的 H^+ 足够补充因中和外来 OH^- 所消耗的 H^+，当建立新的平衡时，溶液中 $[CH_3COOH]$ 略有降低，$[CH_3COO^-]$ 略有增高，而 $[H^+]$ 没有明显改变，溶液的 pH 几乎不变。

 课堂互动

下列各组物质能作为缓冲对的有（ ）。

A. $CH_3COOH\text{-}NaHCO_3$

B. $CH_3COOH\text{-}CH_3COONa$

C. $NH_3 \cdot H_2O\text{-}NaOH$

D. $Na_2CO_3\text{-}H_2CO_3$

E. $NaH_2PO_4\text{-}Na_2HPO_4$

F. $H_2CO_3\text{-}NaHCO_3$

三、缓冲溶液在医学上的意义

缓冲溶液在医学上具有重要的意义。生物体内的各种酶需要相应的酸碱性环境才能保持其活性，如胃蛋白酶就只能在 pH 为 1.5～2.0 时发挥作用，当 pH>4 时，它就完全失去活性。微生物的培养、组织切片、细菌染色和血液的冷藏等都需要一定 pH 的缓冲溶液。药剂生产、药物稳定性、物质的溶解等方面，通常需要选择适当的缓冲对来维持稳定的 pH。如维生素 C 注射液（5 mg/mL）的 pH 为 3.0，若直接用于局部注射会导致疼痛，常用 $NaHCO_3$ 调节其 pH 在 5.5～6.0 之间，这样既能减轻注射时的疼痛，又能增强其稳定性。

Note

对药物制剂进行药理、生理、生化实验时,都需要使用缓冲溶液。

知识链接

　　人体内的物质代谢都要在酶的作用下进行,各种酶只有在一定 pH 的缓冲溶液中才具有活性。正常人体血液的 pH 之所以能恒定在 7.35～7.45 之间,主要是由于血液中存在一些缓冲对,具有缓冲作用。人体血液中的缓冲对主要如下所示。

　　血浆中:H_2CO_3-$NaHCO_3$,NaH_2PO_4-Na_2HPO_4,HPr-NaPr(Pr 代表蛋白质)。

　　红细胞中:H_2CO_3-$KHCO_3$,KH_2PO_4-K_2HPO_4,HHb-KHb(Hb 代表氧合血红蛋白)。

　　在这些缓冲对中,以 H_2CO_3-HCO_3^- 缓冲对最为重要。

　　在血液中,H_2CO_3 与 HCO_3^- 之间存在以下平衡:

$$H_2CO_3 \rightleftharpoons H^+ + HCO_3^-$$

　　人体代谢过程中会产生一些酸性物质,HCO_3^- 就会与 H^+ 结合生成 H_2CO_3,使电离平衡向左移动,H_2CO_3 浓度增高。H_2CO_3 不稳定,易分解生成 CO_2 和 H_2O,增加的 CO_2 由肺呼出,而减少的 HCO_3^- 则由肾脏调节得到补充。当体内代谢产生的碱性物质进入血液时,H^+ 被中和的同时,上述平衡向右移动,H_2CO_3 会电离出更多的 H^+ 进行补充,减少的 H_2CO_3 则由代谢产生的 CO_2 来提供,而过量的 HCO_3^- 由肾脏进行生理调节。因此,血液中的 pH 总可以保持恒定范围。

点滴积累

一、电解质及其电离

$$\text{化合物}\begin{cases}\text{电解质}\begin{cases}\text{强电解质(全部电离):强酸、强碱、绝大多数盐}\\\text{弱电解质(部分电离):弱酸、弱碱、水}\end{cases}\\\text{非电解质}\end{cases}$$

1. 强电解质的电离过程是单向的。如一元强酸(HA)的电离方程式可表示为

$$HA \Longrightarrow H^+ + A^-$$

弱电解质在水溶液中的电离是一个可逆的过程,存在分子与离子之间的电离平衡。一元弱酸(HA)在水溶液中的电离平衡方程式为

$$HA \rightleftharpoons H^+ + A^-$$

2. 由于条件(如浓度)的改变,弱电解质由原来的电离平衡达到新的电离平衡的过程,称为电离平衡的移动。

3. 不同的弱电解质在水溶液中的电离程度不同,其电离程度的大小可用电离度来表示。

$$\text{电离度}(\alpha) = \frac{\text{已电离的分子数}}{\text{分子总数}} \times 100\%$$

二、水的电离及溶液的酸碱性

1. K_w 反映了水溶液中 $[H^+]$ 和 $[OH^-]$ 的关系。$[H^+][OH^-] = K_w$,室温时 $K_w = 1.0$

$\times 10^{-14}$,溶液的酸碱性与$[H^+]$和$[OH^-]$的关系可表示为

中性溶液　$[H^+]=[OH^-]=1.0\times10^{-7}$ mol/L

酸性溶液　$[H^+]>1.0\times10^{-7}$ mol/L$>[OH^-]$

碱性溶液　$[H^+]<1.0\times10^{-7}$ mol/L$<[OH^-]$

溶液中$[H^+]$越高,酸性越强,其$[OH^-]$越低,碱性越弱;$[H^+]$越低,酸性越弱,其$[OH^-]$越高,碱性越强。

2. $pH=-lg[H^+]$,25 ℃时,溶液的酸碱度与 pH 关系如下:

中性溶液　$pH=7$

酸性溶液　$pH<7$

碱性溶液　$pH>7$

3. 盐溶液的酸碱性不同是由盐类水解造成的。强碱弱酸盐溶液显碱性,而强酸弱碱盐溶液显酸性。

三、缓冲溶液

1. 能抵抗外来少量强酸、强碱或适当的稀释,而保持本身 pH 几乎不变的作用称为缓冲作用,具有缓冲作用的溶液称为缓冲溶液。

2. 缓冲溶液是由抗酸成分和抗碱成分所构成的缓冲对组成的,主要缓冲对类型有弱酸及其对应的盐、弱碱及其对应的盐、多元弱酸的酸式盐及其对应的次级盐。

目 标 检 测

一、单项选择题

1. 下列化合物中属于非电解质的是(　　)。

A. 氢氧化钠　　　　B. 亚硫酸　　　　C. 乙醇　　　　D. 氯化钠

2. 下列各组物质中全都是电解质的是(　　)。

A. 硝酸、铜　　　　B. 硫酸、亚硫酸　　　　C. 乙醇、蔗糖　　　　D. 醋酸、蔗糖

3. 下列物质中属于强电解质的是(　　)。

A. 氨水　　　　B. 亚硫酸　　　　C. 醋酸　　　　D. 氯化铵

4. 下列物质中属于弱电解质的是(　　)。

A. 二氧化碳　　　　B. 醋酸　　　　C. 氯化钠　　　　D. 醋酸钠

5. 常温下,在纯水中加入少量酸后,水的离子积(　　)。

A. 增大　　　　B. 减小　　　　C. 不变　　　　D. 无法判断

6. 关于酸性溶液下列叙述正确的是(　　)。

A. 只有氢离子存在　　　　　　　　B. $[H^+]<10^{-7}$ mol/L

C. $[H^+]>[OH^-]$　　　　　　　　D. $pH=7$

7. 某溶液中$[H^+]=10^{-5}$ mol/L,该溶液的 pH 为(　　)。

A. 1　　　　B. 5　　　　C. 9　　　　D. 10

8. pH 的取值范围为(　　)。

A. 0～7　　　　B. 7～14　　　　C. 0～14　　　　D. 0～10

9. 下列溶液中酸性最强的是(　　)。

A. $pH=5$ 的溶液　　　　　　　　B. $pH=3$ 的溶液

C.［OH⁻］=10⁻¹⁰ mol/L 的溶液　　　　D.［H⁺］=10⁻⁴ mol/L 的溶液

10. 已知成人胃液的 pH=1,婴儿胃液的 pH=5,成人胃液中的［H⁺］是婴儿胃液中［H⁺］的（　　）。

A. 4 倍　　　　　B. 5 倍　　　　　C. 10⁻⁴　　　　　D. 10⁴ 倍

11. 正常人血液的 pH 为（　　）。

A. 大于 7.35　　　　　　　　　　　B. 小于 7.45

C. 7.35～7.45 之间　　　　　　　　D. 不能确定

12. 临床上纠正酸中毒,可以选择（　　）。

A. NaCl　　　　B. NaHCO₃　　　　C. NH₄Cl　　　　D. K₂CO₃

13. 下列盐溶液中,水解显酸性的是（　　）。

A. NaOH　　　　B. NaHCO₃　　　　C. NaCl　　　　D. NH₄Cl

14. 下列物质加入醋酸溶液中,会产生同离子效应的是（　　）。

A. H₂O　　　　B. NaCl　　　　C. CH₃COONa　　　　D. NaOH

15. 向 CH₃COOH-CH₃COONa 混合溶液中加入少量稀盐酸,则溶液的 pH（　　）。

A. 不变　　　　B. 降低　　　　C. 增高　　　　D. 几乎不变

16. 血液中的主要缓冲对是（　　）。

A. H₂CO₃-NaHCO₃　　　　　　　　B. H₂PO₄⁻-HPO₄²⁻

C. CH₃COOH-CH₃COONa　　　　　　D. NaHCO₃-Na₂CO₃

17. 下列各组物质可作为缓冲对的是（　　）。

A. CH₃COOH-NaHCO₃　　　　　　　B. CH₃COOH-CH₃COONa

C. NH₃·H₂O-NaOH　　　　　　　　D. Na₂CO₃-H₂CO₃

二、填空题

1. 强电解质在水溶液中_____;弱电解质在水溶液中_____。从化合物的类别来看,_____、_____及_____属于强电解质;_____、_____及_____属于弱电解质。

2. 所谓 pH 是指_____,数学表达式为_____。

3. 正常人体血液的 pH 总维持在_____之间。临床上,将血液的 pH_____称为酸中毒,酸中毒用_____纠正;将血液的 pH_____称为碱中毒,碱中毒用_____纠正。

4. 人体血液中存在的主要缓冲对中浓度最大、缓冲能力最强的缓冲对是 H₂CO₃-HCO₃⁻,其中抗酸成分是_____,抗碱成分是_____。

5. 常温下,［H⁺］=1.0×10⁻⁵ mol/L 的溶液,pH=_____,呈_____性;［H⁺］=1.0×10⁻¹² mol/L 的溶液,pH=_____,呈_____性。

三、简答题

1. 写出下列物质的电离方程式。

H₂SO₄　Ba(OH)₂　NaNO₃　NH₄Cl　CH₃COONa　CH₃COOH　H₂CO₃　NH₃·H₂O

2. 室温时,试比较相同浓度的醋酸溶液和盐酸 pH 的大小。

3. 为什么正常人体血液的 pH 总能保持在一定范围内而几乎不变? 简要说明作用原理。

4. 将下列溶液按酸性由强到弱的顺序排列起来。

（1）$[H^+]=10^{-5}$ mol/L 的溶液

（2）$[OH^-]=10^{-3}$ mol/L 的溶液

（3）pH＝8 的溶液

（4）pH＝2 的溶液

（5）$[OH^-]=10^{-1}$ mol/L 的溶液

（蒋广敏）

Note

第三章　常见的元素及其化合物

学习目标

熟悉：医学常见元素单质及其化合物的性质和它们在医学领域的应用。

了解：元素周期表的结构和元素性质的递变规律；碱金属元素和卤族元素的单质及其化合物的性质。

物质世界丰富多彩、变幻无穷，宇宙万物究竟是由什么组成的？古希腊著名学者亚里士多德提出"四元素说"，认为"水土火气"是构成世界的基本元素；中国古代的"五行说"则认为"金木水火土"五种元素构成世界万物。到了近代，人们才逐渐明白，构成世界万物的元素是多种多样的，目前已知的元素有 118 种。常见的元素有 C、H、O，还有很多我们生活中不常见的元素，例如 Mo（钼）、Sb（锑）、Tl（铊）。那么这些元素怎样构成我们的大千世界？元素之间有什么内在的联系呢？人类在长期的生产活动和科学实验中，逐渐认识了各种元素间的内在联系和元素性质变化的规律。1869 年，俄国化学家门捷列夫在前人探索的基础上编制了第一张元素周期表。

第一节　元素周期表

导学情景

1875 年，法国实验工作者布瓦博德朗在分析比利牛斯山的闪锌矿（ZnS）时，从中发现了一种新元素，他为了纪念自己的祖国，就以拉丁文命名为镓（Ga），并将所测得的镓的一些重要性质发表在《巴黎科学院院报》上。可是不久后他收到俄国化学家门捷列夫的来信，信中指出，报道中镓的比重不应该是 4.7，而应该为 5.9～6.0。当时布瓦博德朗很疑惑，他非常清楚自己是世界上唯一发现镓的人，为什么门捷列夫却坚持镓的比重不是 4.7，而是 5.9～6.0 呢？从严谨的科学态度出发，于是他又一次提纯并重新仔细测定了镓的比重，结果却为 5.94，这一结果使他大为吃惊。随后他在另一篇论文中写道：我以为没有必要再说明门捷列夫元素周期律的伟大意义了。

元素周期律是门捷列夫在自然科学方面对人类的巨大贡献，他揭示了元素之

Note

间相互联系的性质递变规律,论证了自然界从量变到质变的转化。学好元素周期律,有助于系统掌握物质化学性质的变化规律和指导今后的学习。

一、元素周期律

对原子结构的研究,可以帮助我们认识元素之间的内在联系和元素性质变化的规律性。原子是由居于原子中心的带正电荷的原子核和核外带负电荷的电子构成的,电子在核外做高速运动。原子核所带的电荷数称为核电荷数,按核电荷数由小到大的顺序给元素编号,所得的序号称为该元素的原子序数。为了认识元素之间的相互联系和内在规律,现将原子序数为 3~18 的元素原子最外层电子数、原子半径、最高正价和最低负价列成表 3-1加以研究。

表 3-1 3~18 号元素性质的周期性变化

原子序数	元素名称	元素符号	最外层电子数	原子半径/(10^{-10}m)	最高正价和最低负价
3	锂	Li	1	1.52	+1
4	铍	Be	2	0.89	+2
5	硼	B	3	0.82	+3
6	碳	C	4	0.77	+4,-4
7	氮	N	5	0.75	+5,-3
8	氧	O	6	0.74	-2
9	氟	F	7	0.71	-1
10	氖	Ne	8	—	0
11	钠	Na	1	1.86	+1
12	镁	Mg	2	1.60	+2
13	铝	Al	3	1.43	+3
14	硅	Si	4	1.17	+4,-4
15	磷	P	5	1.10	+5,-3
16	硫	S	6	1.02	+6,-2
17	氯	Cl	7	0.99	+7,-1
18	氩	Ar	8	—	0

从表 3-1 中可以得出,随着原子序数的递增,元素的结构和性质都呈现周期性的变化。具体变化规律总结如下。

(一)核外电子排布呈周期性变化

3~18 号元素的原子结构示意图如表 3-2 所示,可以看出,随着原子序数的递增,原子的核外电子的排布是有规律的,3~10 号元素原子核外有两个电子层,最外层电子数从 1个递增到 8 个;11~18 号元素原子核外有三个电子层,最外层电子数也从 1 个递增到 8 个。研究 18 号以后的元素,原子核外电子的排布也符合此规律。即随着原子序数的递增,原子核外电子排布呈现周期性变化。

Note

表 3-2 3～18 号元素的原子结构示意图

元素	₃Li	₄Be	₅B	₆C	₇N	₈O	₉F	₁₀Ne
原子结构	(+3) 2 1	(+4) 2 2	(+5) 2 3	(+6) 2 4	(+7) 2 5	(+8) 2 6	(+9) 2 7	(+10) 2 8
元素	₁₁Na	₁₂Mg	₁₃Al	₁₄Si	₁₅P	₁₆S	₁₇Cl	₁₈Ar
原子结构	(+11) 2 8 1	(+12) 2 8 2	(+13) 2 8 3	(+14) 2 8 4	(+15) 2 8 5	(+16) 2 8 6	(+17) 2 8 7	(+18) 2 8 8

（二）原子半径呈周期性变化

从表 3-1 可以看出，从元素锂到元素氟，从元素钠到元素氯，随着原子序数的递增，原子半径由大逐渐变小。研究 18 号以后的元素，原子半径的变化也符合此规律。**即除稀有气体外，随着原子序数的递增，原子半径呈现周期性变化。**

（三）化合价呈周期性变化

从表 3-1 可以看出，元素的最高正价在数值上等于最外层电子数（氧、氟除外），随着原子序数的递增，元素的最高正价从 +1 价依次递变到 +7 价（氧、氟除外）；非金属元素的负价周期性地从 -4 价依次递变到 -1 价，且非金属元素的最高正价和最低负价的绝对值之和等于 8。稀有气体元素化合价为 0。研究 18 号以后的元素，原子的化合价变化也出现相似变化。**即随着原子序数的递增，元素的化合价呈现周期性变化。**

（四）元素的金属性和非金属性呈周期性变化

3～18 号元素的金属性和非金属性如表 3-3 所示，可以看出，3～10 号元素是从活泼的金属元素开始逐渐递变到活泼的非金属元素，最后是稀有气体元素，11～18 号元素又重复出现了上述变化规律。**即随着原子序数的递增，元素的金属性和非金属性呈现周期性变化。**

表 3-3 3～18 号元素金属性和非金属性变化

元素	₃Li	₄Be	₅B	₆C	₇N	₈O	₉F	₁₀Ne
金属性和非金属性	活泼金属元素	金属元素	不活泼非金属元素	非金属元素	活泼非金属元素	很活泼非金属元素	最活泼非金属元素	稀有气体
元素	₁₁Na	₁₂Mg	₁₃Al	₁₄Si	₁₅P	₁₆S	₁₇Cl	₁₈Ar
金属性和非金属性	很活泼金属元素	活泼金属元素	两性元素	不活泼非金属元素	非金属元素	活泼非金属元素	很活泼非金属元素	稀有气体

通过上述研究发现，随着原子序数的递增，元素原子的核外电子排布、原子半径、元素的化合价、金属性和非金属性均呈现周期性变化。我们将这种**元素的性质随着原子序数的递增而呈现周期性变化的规律叫作元素周期律。**

元素周期律的发现是 19 世纪化学科学的重要成就之一，它极大地推动了人们对物质世界的认识，有力推动着现代科学技术的发展。

二、元素周期表

元素周期律揭示了元素之间的相互联系和内在变化规律。元素周期表是元素周期律的具体表现形式,是我们学习和研究化学的重要工具。

(一) 周期

元素周期表共有 7 个周期,周期的序数用 1、2、3、4、5、6、7 表示,每个周期中的元素具有相同的电子层数,即**周期序数＝电子层数**。

各周期的元素数目不等,第 1 周期共 2 种元素,第 2 周期共 8 种元素,第 3 周期共 8 种元素,第 1、2、3 周期称为短周期;第 4 周期共 18 种元素,第 5 周期共 18 种元素,第 6、7 周期各有 32 种元素,第 4、5、6、7 周期称为长周期。

第 6 周期元素中从 57 号元素镧(La)到 71 号元素镥(Lu)共 15 种元素,它们的电子层结构和性质都非常相似,总称为镧系元素。第 7 周期中从 89 号元素锕(Ac)到 103 号元素铹(Lr)共 15 种元素,它们的电子层结构和性质也都非常相似,总称为锕系元素。为了使周期表的结构紧凑,将全体镧系元素和锕系元素分别按周期各放在同一个格内,并按原子序数递增的顺序,将它们分两行列在表的下方。

(二) 族

将电子结构相似的元素排在同一列,共有 18 纵列(图 3-1)。

图 3-1 元素周期表中各族分布特征

由短周期元素和长周期元素共同构成的族称为主族,用 A 表示。共有 7 个主族,ⅠA、ⅡA……ⅦA。同一主族的元素原子最外层电子数相同,即**主族序数＝最外层电子数**。

完全由长周期元素构成的族称为副族,用 B 表示。共有 7 个副族,ⅠB、ⅡB……ⅦB。第 8、9、10 三列合并形成的族称为第Ⅷ族。通常把第Ⅷ族和全部副族元素称为过渡元素。稀有气体元素化学性质不活泼,在通常情况下难以发生化学反应,化合价看作 0 价,因而称为 0 族。**即元素周期表中有 7 个主族、7 个副族、1 个第Ⅷ族和 1 个 0 族,共 16 个族。**

已知某元素核外有两个电子层,最外层有 6 个电子,请问它处于元素周期表的第几周期? 第几主族? 是什么元素? 并列举出我们生活中该元素常见的单质和化合物。

三、元素周期律和元素周期表的意义

元素周期表是元素周期律的具体表现形式,揭示了元素之间的内在联系,反映了元素性质与原子结构的关系,是学习和研究化学的一种重要工具,在自然科学、生产实践各方面都有重要意义。

1. 自然科学领域

在自然科学方面,元素周期表为研究物质结构理论提供了客观依据。原子的电子层结构与元素周期表有密切关系,元素周期表为研究过渡元素结构、镧系和锕系结构理论,甚至为指导新元素的合成、预测新元素的结构和性质都提供了线索。元素周期律和元素周期表对于自然科学尤其化学、生物学、地球化学等都是重要的工具。

2. 在生产上的某些应用

元素周期表中位置靠近的元素性质相似,这就启发人们在元素周期表中一定的区域内寻找新的物质。

（1）在金属与非金属分界线附近去探索性能优良的半导体材料,如锗（Ge）、硅（Si）、硒（Se）等。

（2）催化剂的选择:人们在长期的生产实践中,发现过渡元素对许多化学反应有良好的催化性能,人们致力于在过渡元素（包括稀土元素）中寻找各种优良催化剂。例如,目前人们已能用铁、镍熔剂作催化剂,使石墨在高温和高压条件下转化为金刚石;石油化工方面,石油的催化裂化、重整等反应广泛采用过渡元素作催化剂,特别是近年来发现少量稀土元素能大大改善催化剂的性能。

（3）耐高温、耐腐蚀的特种合金材料的制取:在元素周期表中从ⅡB族到ⅦB族的过渡元素如钛、钽、钼、钨、铬,具有耐高温、耐腐蚀等特点。它们是制作特种合金的优良材料,是制造火箭、导弹、宇宙飞船、飞机、坦克等不可缺少的金属。

趣味阅读

门捷列夫是怎样发现元素周期律的呢?

1834 年 2 月 7 日,伊万诺维奇·门捷列夫诞生于西伯利亚的托波尔斯克,父亲是中学校长。16 岁时,他进入圣彼得堡师范学院自然科学教育系学习。毕业后,门捷列夫去德国深造。1861 年回国,任圣彼得堡大学教授。

在编写无机化学讲义时,门捷列夫发现这门学科的俄语教材都已陈旧,外文教科书也无法适应新的教学要求,因而迫切需要有一本新的、能够反映当代化学发展水平的无机化学教科书。

这种想法激励着年轻的门捷列夫。当门捷列夫编写有关化学元素及其化合物性质的章节时,他遇到了难题。按照什么次序排列它们的位置呢? 当时化学界发现的化学元素已达 63 种。为了寻找元素的科学分类方法,他不得不研究有关元素之间的内在联系。他迈进了圣彼得堡大学的图书馆,在数不尽的卷帙中逐一整理以往人们研究化学元素分类的原始资料。

门捷列夫抓住了化学家研究元素分类的历史脉络,夜以继日地分析思考,简直着了迷。夜深人静,圣彼得堡大学主楼左侧的门捷列夫的居室仍然亮着灯光,仆人为了安全起见,推开了门捷列夫书房的门。"安东!"门捷列夫站起来对仆人说:"到实验室去找几张厚纸,把筐也一起拿来。"

安东是门捷列夫教授家的忠实仆人。他走出房门,莫名其妙地耸耸肩膀,很快就拿来一卷厚纸。"帮我把它剪开。"

门捷列夫一边吩咐仆人,一边动手在厚纸上画出格子。

"所有的卡片都要像这个格子一样大小。开始剪吧,我要在上面写字。"

门捷列夫不知疲倦地工作着。他在每一张卡片上都写上了元素名称、原子量、化合物的化学式和主要性质。筐里逐渐装满了卡片。门捷列夫把它们分成几类,然后摆放在一个宽大的实验台上。接下来的日子,门捷列夫把元素卡片进行系统的整理。门捷列夫旁若无人,每天手拿元素卡片像玩纸牌那样,收起、摆开、再收起、再摆开,皱着眉头玩"牌"……

一天,他又坐到桌前摆弄起"纸牌",摆着摆着,门捷列夫像触电一样站了起来,在他面前出现了完全没有料到的现象,每一行元素的性质都是按照原子量的增大而从上到下逐渐变化着。门捷列夫激动得双手不断颤抖,兴奋地在室内踱着步子,然后,迅速抓起记事簿在上面写道:"根据元素原子量及其化学性质的近似性试排元素表。"1869 年 2 月底,门捷列夫终于在化学元素符号的排列中发现了元素具有周期性变化的规律。到了 1869 年底,门捷列夫已经积累了有关元素化学组成和性质的足够材料。

第二节　常见的金属元素及其化合物

导学情景

　　李威最近总是感觉胃痛、胃灼热,药店的工作人员推荐她购买复方氢氧化铝片口服,并解释说复方氢氧化铝片是抗酸药氢氧化铝、三硅酸镁与解痉药颠茄流浸膏组成的复方,有中和胃酸、减少胃液分泌和解痉、止痛、止血、收敛的作用,是治疗胃、十二指肠溃疡,胃酸过多症的常用抗酸药物,可用于缓解胃酸过多引起的胃痛、胃灼热、反酸等。

　　药物的药理作用很多是由其性质决定的,如上述的复方氢氧化铝片中的氢氧化铝、三硅酸镁可利用其弱碱性中和胃中过多的盐酸。

　　金属元素在整个生命体系中起着重要的作用,维持人体正常生理功能。金属离子与核酸、蛋白质等生物大分子的作用以及对神经系统的影响可以直接或间接地损伤 DNA 从而引起细胞的变异;然而,金属配合物又可以用于治疗和诊断疾病。认识或者了解一些金属元素的性质和药理作用对于医学专业的学生来说至关重要。

一、碱金属元素

元素周期表的第 I A 族中,除氢(H)外的其余 6 种元素锂(Li)、钠(Na)、钾(K)、铷(Rb)、铯(Cs)、钫(Fr)都是金属元素。由于它们的氢氧化物都是易溶于水的强碱,所以称它们为碱金属元素。

(一) 碱金属单质

1. 锂

锂是银白色金属,是所有金属中最轻的一种。常温常压下密度为 0.535 g/cm³,质软,但比钠、钾硬。锂化学性质活泼,在空气中易被氧化而颜色变暗,需储存于煤油或惰性气体中。

2. 钠

钠是银白色金属,质轻且软并富延展性,常温时呈蜡状,低温时变脆。液体钠是液体中传热本领最强的一种,有些核电站用它作冷却剂。钠的化学性质非常活泼,需存放在煤油中。钠能和许多非金属直接化合,燃烧时呈现黄色火焰,遇水剧烈作用生成氢氧化钠和氢气。

$$2Na + 2H_2O =\!=\!= 2NaOH + H_2\uparrow$$

钠约占人体质量的 0.15%,多以钠离子(Na^+)形式存在,60% 的钠存在于细胞外液,10% 存在于细胞内液,其余 30% 存在于骨骼中,骨骼可视为 Na^+ 的体内储存库;Na^+ 和 Cl^- 是维持细胞外液渗透压的主要离子,Na^+ 对维持神经肌肉系统的应激性有重要作用。成人每日需钠 2 g,即需摄入食盐约 5 g,摄入量过多易引发高血压。

3. 钾

钾是银白色蜡状金属,质软,比水还轻。钾的化学性质极为活泼,需储存在煤油中。

钾是人体常量元素,以钾离子(K^+)形式存在,98% 存在于细胞内液。K^+ 对维持神经肌肉系统的应激性有重要作用,对神经信号的产生和传输至关重要,对心肌有抑制作用。钠和钾是人体必需元素,两者维持一定的浓度以保持心肌和神经肌肉的正常功能。天然食物含钾丰富,正常膳食可满足机体对 K^+ 的需要。

4. 铷

铷是银白色蜡状金属,质软。化学性质极活泼,胜于钾,需储存于煤油中。铷受光照易放出电子,用于光电管以及光电池中。

5. 铯

铯是银白色金属,质轻而软且有延展性。铯的熔点(28.5 ℃)仅高于汞,需储存于煤油中。铯在光照下易放出电子,用于制光电管、摄谱仪、红外信号灯、光学仪器和检测仪器,还用于清除真空系统(如电视机显像管)中的残余气体。

(二) 医学常见碱金属化合物

1. 氯化钠

化学式为 NaCl,是我们日常食用的食盐的主要成分。氯化钠是白色固体,易溶于水,味咸。

0.9%的氯化钠溶液也叫生理盐水,其在医学中有非常广泛的用途。其可作为溶解其他药物的溶剂,溶解药物以用于输液治疗;另外,生理盐水可用来对伤口进行冲洗,因为0.9%的氯化钠溶液和人体内的电解质浓度是一致的,用它来冲洗不会造成组织水肿或者脱水。

2. 碳酸钠

化学式为 Na_2CO_3,俗名为纯碱、苏打,为白色粉末状固体,易溶于水,水溶液呈碱性,加热条件下其碱性增强。碳酸钠热稳定性好,受热无明显变化,能与酸反应放出 CO_2 气体。碳酸钠晶体($Na_2CO_3 \cdot 2H_2O$)含有结晶水,常温下碳酸钠晶体在干燥空气中风化逐渐失去结晶水而成为白色粉末。

$$Na_2CO_3 + 2HCl = 2NaCl + H_2O + CO_2\uparrow$$

碳酸钠是一种重要的化工原料,主要用于平板玻璃、玻璃制品和陶瓷釉的生产,在食品工业中用作中和剂、膨松剂,还可配成碱水加入面食中,增加弹性和延展性。碳酸钠的水溶液是弱碱性的,并且有滑腻感,因此可以用来洗涤油污;碳酸钠在医药行业也有广泛应用。

3. 碳酸氢钠

化学式为 $NaHCO_3$,俗名小苏打,为白色晶体,易溶于水,水溶液呈碱性。碳酸氢钠热稳定性差,受热易分解。

$$2NaHCO_3 \xrightarrow{加热} Na_2CO_3 + H_2O + CO_2\uparrow$$

碳酸氢钠可用于医药、饲料、食品和美容等领域。在医药方面比较常见的就是碳酸氢钠片可以中和胃酸,治疗胃酸过多;临床上还可以用碳酸氢钠注射液纠正代谢性和呼吸性酸中毒。

二、医学常见金属元素及其化合物

(一)镁及其化合物

1. 镁

镁(Mg)位于元素周期表的第3周期第ⅡA族,常见的化合价为+2价。镁为银白色金属,质轻(密度为 $1.738\ g/cm^3$),富延展性,导热导电性强。镁的化学性质活泼,具有强还原性,在潮湿空气中表面会生成氧化物膜而变暗,也可与氮、硫、卤素等化合。

镁是人体不可缺少的矿物质元素之一,也是人体细胞内第二重要的阳离子。镁主要以 Mg^{2+} 的形式存在于人体中,70%分布在骨骼中,其余在软组织和细胞内、外液中。镁离子对钾离子的运输、钙离子通道的活化启动及神经信息的传导和心肌作用十分重要。缺镁会导致偏头疼、心律不齐和肌肉颤抖。

2. 医学常见镁的化合物

硫酸镁($MgSO_4$)为泻药、利胆药,又具有降血压和抗惊厥作用。近年来发现其具有治疗肺炎、肺心病、支气管哮喘、冠心病、心肌梗死、心律失常、高血压危象、胃十二指肠溃疡、急性腹泻、急性肾炎、偏头痛、破伤风、婴儿手足搐搦症等新用途。

(二)钙及其化合物

1. 钙

钙(Ca)位于元素周期表的第4周期第ⅡA族,常见的化合价为+2价。钙为银白色金属,质软,新切断处呈现明亮的结晶面。钙的化学性质活泼,具有强还原性,易与卤素、氮、硫等化合。

钙是人体中含量最多的金属元素,占人体总质量的 1.5%～2%。人体中 90% 以上的钙分布在骨骼及牙齿中,其余的钙分布于体液及其他组织中。血液中的钙几乎全部存在于血浆中,一般成人血钙浓度为 2.10～2.55 mmol/L。Ca^{2+} 参与体内多种生理生化过程,在肌肉收缩、腺体的分泌及细胞生长等方面都起着重要的作用。Ca^{2+} 能降低神经肌肉的兴奋性,血清中 Ca^{2+} 浓度降低,肌肉兴奋性增加,导致抽搐。缺钙儿童易患佝偻病,成人缺钙易患骨质疏松。

2. 医学常见钙的化合物

含两分子结晶水的硫酸钙($CaSO_4$)俗称石膏($CaSO_4 \cdot 2H_2O$),加热到 160～200 ℃时,失去大部分结晶水而变成熟石膏($2CaSO_4 \cdot H_2O$)。

熟石膏粉与水混合成糊状后,很快凝固和硬化,重新变成石膏。利用这种性质,熟石膏可以铸造模型和雕像,在医疗外科上用作石膏绷带。

(三) 铁及其化合物

1. 铁

铁(Fe)位于元素周期表的第 4 周期第 Ⅷ 族,是过渡金属元素,铁常见的化合价为 +2 和 +3 价,以 +3 价态的化合物较为稳定。铁是银灰色金属,质地坚韧、延展性好。在潮湿的空气中,含杂质的铁容易生锈(铁锈的主要成分是 Fe_2O_3),在有酸气或卤素蒸气的湿空气中锈蚀加速。

$$4Fe + 6H_2O + 3O_2 =\!=\!=\!= 4Fe(OH)_3$$
$$2Fe(OH)_3 =\!=\!=\!= Fe_2O_3 + 3H_2O$$

铁是人和动植物都必需的元素。70 kg 人体内含铁量为 4.2～6.1 g。铁大部分存在于血红蛋白和肌红蛋白中,参与氧和二氧化碳的运输;铁还是各种细胞色素、过氧化酶的必要成分。世界卫生组织把缺铁性贫血列为全球四大营养问题(热能营养不良、维生素 A 缺乏、碘缺乏和缺铁性贫血)之一。

2. 医学常见铁的化合物

(1) 硫酸亚铁:$FeSO_4 \cdot 7H_2O$ 为浅蓝绿色单斜晶体,俗称绿矾。硫酸亚铁在农业上用作农药,主治小麦黑穗病;在工业上用于染色,制造蓝黑墨水和用于木材防腐,用作除草剂和饲料添加剂;医学上用作内服药补血剂,用于治疗缺铁性贫血。

硫酸亚铁对呼吸道有刺激性,吸入引起咳嗽和气短。对眼睛、皮肤和黏膜有刺激性。误服引起虚弱、腹痛、恶心、便血、肺及肝受损、休克、昏迷等,严重者可致死。

> **知识链接**
>
> ### 硫酸亚铁中毒的处理措施
>
> **皮肤接触:**脱去污染的衣物,用大量流动清水冲洗。
>
> **眼睛接触:**提起眼睑,用流动清水或生理盐水冲洗。就医。
>
> **吸入:**迅速脱离现场至空气新鲜处,保持呼吸道通畅。如呼吸困难给予输氧;如呼吸停止,立即进行人工呼吸。就医。
>
> **食入:**用水漱口,饮牛奶或蛋清。就医。

(2) 三氯化铁:化学式为 $FeCl_3$,为黄棕色结晶或块状固体,无臭、有涩味,熔点为 306 ℃,沸点为 315 ℃,易溶于水,溶于乙醇、乙醚,在空气中可潮解为红棕色液体。

$$Fe^{3+} + 3H_2O \Longrightarrow Fe(OH)_3 + 3H^+$$

水溶液因 Fe^{3+} 水解而显较强酸性,可使蛋白质凝固,医药上可用作伤口的止血剂;三氯化铁的六水合物能与 β-球蛋白结合形成蛋白铁,体内容易吸收,可作营养增补剂;三氯化铁中的 Fe^{3+} 能与许多有机物形成有色配合物或铁盐,且易溶于水并形成有色溶液。

第三节　常见的非金属元素及其化合物

导学情景

　　5月15日是"全国碘缺乏病宣传日",也被称作"全国碘缺乏病防治日",是为了提高国民对碘缺乏病危害的认识、促进国民身体健康而设立的。

　　碘缺乏病是由于自然环境缺碘造成机体碘营养不良所表现的症候群,不仅导致地方性甲状腺肿、克汀病、单纯性聋哑、流产、早产和先天性畸形等,最主要的危害是影响胎儿的脑发育,导致儿童智力和体格发育障碍,造成碘缺乏地区人口的智力损害。

　　我国是世界上碘缺乏病较严重的国家之一,但只要长期科学补碘,就能免受碘缺乏的损害。食盐加碘是最好的干预措施,天然含碘较高的食品主要为海带、海藻等海产品。值得注意的是,成人每日需摄取 $150\ \mu g$ 碘,人体摄入过量的碘也是有害的。因此,不能认为高碘的食物吃得越多越好,要根据个人的身体情况而定。

　　碘(I)位于元素周期表第ⅦA族,属于卤族元素。

一、卤族元素

　　元素周期表第ⅦA族包含氟(F)、氯(Cl)、溴(Br)、碘(I)、砹(At)5种元素,都是非金属元素,称为卤族元素,简称卤素。卤素原子核外最外层电子数都是7,易获得一个电子达到8个电子的稳定结构,常见化合价为−1价。卤族元素具有典型的非金属性质,具有相似的化学性质。

Note

（一）卤素单质

1．氟

常温下，氟是浅黄色有刺激性气味的气体。氟的吸电子能力极强，它是化学性质最活泼的非金属元素，在自然界也只能以化合物形式存在。

人体含氟 0.74～4.76 g。体内的氟 90％存在于骨骼和牙齿中，10％存在于软组织中。人体所需的氟主要来源于饮用水，其含氟量以 0.5～1.0 mg/L 为宜，饮用水含氟量小于 0.5 mg/L 时，龋齿发病率高于 70％。但氟含量过高会引起氟中毒：一种是氟骨病，骨骼疼痛，易致残；另一种是氟斑牙，牙齿变黄出斑，严重时会导致牙齿掉渣。

2．氯

常温下，氯为黄绿色气体并有刺激性气味，冷却至－34 ℃时，变成黄绿色油状液体。干燥的氯气在低温下相对不甚活泼，自然界中氯主要以氯化钠（NaCl）的形式蕴藏在海水中，其次是氯化镁和氯化钾等。

氯是人体常量元素，主要以离子形式（Cl^-）分布在细胞外液，20％存在于有机物中。Cl^-是食物消化的促进剂。人体摄入的 Cl^- 主要来自食盐。

3．溴

溴在室温下是暗红色液体，发红棕色烟雾，是唯一在常温下呈液态的非金属元素。除贵金属外，溴能和所有的金属作用生成溴化物，用于药物、染料、烟熏剂、火焰抑制剂、阻燃剂等方面。

溴蒸气刺激黏膜，引起流泪、咳嗽、头晕、头痛和鼻出血，浓度高时还会引起窒息和支气管炎。$NaBr$、KBr 和 NH_4Br 在医疗上用作镇静剂，对人的神经系统有镇静作用。

4．碘

常温常压下碘为墨紫色晶体，有金属光泽，性脆，易升华，蒸气呈紫色，有毒性和腐蚀性。碘可与除贵金属外的所有金属化合生成碘化物。单质碘遇到淀粉溶液显蓝色，利用这个特性可以对碘和淀粉进行鉴别。

碘是人体必需的微量元素，集中在甲状腺中。碘缺乏病（IDD）是世界上严重的公共卫生问题。放射性[135]I 广泛用于医疗检测。碘酒是含 3％碘和 2.5％碘化钾的乙醇溶液，常用作皮肤的消毒剂。

（二）卤素单质的主要化学性质

1．与金属的反应

卤素单质与金属反应生成金属卤化物。氟和氯能与大多数金属直接化合，溴和碘在常温下可与活泼金属反应。

2．与氢气的反应

卤素单质可直接与氢气反应生成卤化氢，其中氯气与水反应生成次氯酸（HClO）。HClO 具有漂白、消毒杀菌的作用，但 HClO 见光或受热易分解，应密封避光保存。

$$Cl_2 + H_2O =\!=\!= HCl + HClO$$

$$2HClO \xrightarrow{光照} 2HCl + O_2 \uparrow$$

3．与碱反应

卤素单质与碱反应生成卤化物、次卤酸盐和水。其中氯气与氢氧化钙反应生成次氯酸钙，次氯酸钙是漂白粉的有效成分。

$$2Ca(OH)_2 + 2Cl_2 =\!=\!= CaCl_2 + Ca(ClO)_2 + 2H_2O$$

次氯酸钙

课堂互动

你知道卤素单质尤其是氯气都有哪些主要的物理性质和化学性质吗？

（三）医学常见金属卤化物

大多数金属卤化物为白色晶体，易溶于水，具有盐的通性，在自然界中广泛存在。下面简单介绍几种医学常见的金属卤化物(表3-4)。

表3-4 常见金属卤化物的物理性质和医学作用

名称	主要物理性质	医学作用
氯化钠(俗称食盐，NaCl)	无色或白色晶体，易溶于水	9 g/L的氯化钠溶液(生理盐水)用于洗涤伤口和脱水治疗等
氯化钾(KCl)	白色结晶性粉末，易溶于水	用作利尿药，治疗水肿，防治低钾血症
氯化钙($CaCl_2$)	无色晶体，易溶于水	用于钙缺乏症和用作抗过敏药
溴化钠(NaBr)	无色晶体，易溶于水，有吸湿性	镇静剂
碘化钾(KI)	白色晶体，极易溶于水	治疗甲状腺肿大和抑制真菌活性

二、医学常见非金属元素及其化合物

（一）氮及其化合物

1. 氮

氮(N)位于元素周期表的第2周期ⅤA族，其原子核外最外层电子数为5，化合价有 -3、$+3$ 和 $+5$ 价。氮气(N_2)无色、无臭。空气中含氮量达78%，纯氮气主要来自空气液化。由于氮气的化学惰性，其常用作保护气防止物品被氧化，如易燃物隔绝空气、食品储存、文物保护等。临床上液氮广泛用作深度制冷剂，将病区细胞迅速杀死，一般用来治疗瘊子、鸡眼和皮肤病等。

氮是构成动植物体内蛋白质和核酸的主要元素之一，约占人体质量的3.0%，是构成生命的基础元素。

2. 医学常见氮的化合物

(1) 氨(NH_3)：氨是无色、具有刺激性气味的气体，极易溶于水。20 ℃时，1体积水能溶解700体积的氨。氨的水溶液称为氨水。氨水为弱电解质，能解离出 OH^-，故氨水呈弱碱性，可使红色石蕊试纸变蓝。

$$NH_3 \cdot H_2O \Longrightarrow NH_4^+ + OH^-$$

(2) 铵盐：铵盐一般为无色晶体，易溶于水，属于强电解质。铵盐与氢氧化钠反应可产生有刺激性气味的气体，该气体可使湿润的红色石蕊试纸变蓝，利用此性质可以检验 NH_4^+ 的存在与否。

$$NH_4Cl + NaOH \xrightarrow{\text{加热}} NaCl + NH_3\uparrow + H_2O$$

趣味阅读

笑 气

"笑气"即一氧化二氮(N_2O)，是在1772年由英国化学家约瑟夫·普利斯特里发现的。

1798 年,普利斯特里的雇员戴维在无意中吸了这种气体后,不由自主地大声发笑并手舞足蹈,所以叫作"笑气"。

1844 年,美国牙科医生韦尔斯吸入"笑气"后让助手给他拔牙,牙拔下了却并不感到疼痛。从此,"笑气"作为麻醉剂进入医院。在手术麻醉时,"笑气"被用在全身麻醉中,人体吸入"笑气"后,进入肺内吸收,此时由于肺泡内其浓度高于血液,因此肺泡会与肺部表面的细胞进行气体交换,"笑气"从而进入血液,随后血液中的"笑气"会输送到身体各部位,从而进入大脑,发挥让人放松的作用——主要是镇痛,其次是镇静。

吸入"笑气"是一种较为传统的麻醉方式,在牙科医院拔牙、基层医院产妇分娩时还会用到,它属于一种全身麻醉的麻醉方式。但是近年来"笑气"在大型医院已很少用到,这是因为使用"笑气"最主要的风险就是缺氧,若不搭配氧气,或麻醉过程中没控制好,"笑气"浓度过高而氧气浓度过低,就会引起缺氧。如果缺氧,轻者可致昏迷,重者丧命。现在医院临床中有更安全更有效的麻醉方式。

然而,在医学领域慢慢被淘汰的"笑气"近年来却成了追求刺激的年轻人的新宠,在一些娱乐场所里吸"笑气"成了新的时尚,有些是从容器里吸"笑气",还有些是把"笑气"灌进气球里吸,一个小气球,用拇指和食指捏住,想吸的时候吸一口,像吸烟一样,这就是所谓的"嗨气球"。据报道,福州一名 25 岁的小伙子,在美国读研究生期间,吸食了两个多月的"笑气"后,双脚无法动弹,被送回福州后还一度昏迷。经抢救,虽已脱离生命危险,但神经系统的损害并未完全恢复。

"笑气"本身并不会对人体产生危害,在一些戒毒所中,吸毒人员在戒毒过程中会用一氧化二氮作为替代药物。目前"笑气"还未被列入新型毒品目录,也不在公安部公布的麻醉药片及精神药品品种目录中。但是"笑气"进入血液后会导致人体缺氧,长期吸食可能引起高血压、晕厥,甚至心脏病发作。长期接触此类气体还可引起贫血及中枢神经系统损害等。如果超量摄入,甚至会导致昏迷、神经损伤、脑卒中、癫痫和慢性抑郁症,严重时会因窒息缺氧而当场死亡。如果发生这样的状况,应该迅速脱离现场至空气新鲜处,保持呼吸道通畅,尽快送到医院就医。

(二)氧及其化合物

1. 氧

氧(O)位于元素周期表的第 2 周期第ⅥA 族,其原子核外最外层电子数为 6,常见的化合价为 -2 价。氧单质有氧气(O_2)和臭氧(O_3)。氧气是无色无味的气体。臭氧因其具有一种特殊的腥臭味而得名,在常温下是浅蓝色的气体。臭氧具有较强的氧化性,可用作消毒剂、漂白剂和氧化剂。

氧是动植物的主要组成元素之一。人在进行呼吸时,O_2 分子与血液中的血红蛋白的铁原子相结合,从肺部输送到细胞中,参与生命过程,氧化糖类等为生命活动提供能量。如果隔绝空气(或氧气)数分钟,生命便难以维持。

2. 医学常见氧的化合物

过氧化氢(H_2O_2):纯过氧化氢是一种淡蓝色的黏稠液体,可与水以任意比例互溶,其水溶液称为双氧水。

H_2O_2 中氧的化合价为 -1 价,处于氧的中间价态,因此,H_2O_2 既有氧化性又有还原性。H_2O_2 常温下分解缓慢,加热或处于更高温度时,纯过氧化氢剧烈分解而爆炸,遇热、遇光和遇酸、碱、重金属等可加速分解。因此,应保存在避光、低温的棕色瓶中。

$$2H_2O_2 =\!=\!= 2H_2O + O_2\uparrow$$

医疗上常用 3% 的双氧水清洗疮口，治疗口腔炎；1% 的双氧水可用于含漱。双氧水擦拭创伤面时，会有灼烧感、表面被氧化成白色并冒气泡，用清水清洗后 3～5 min 就恢复原来的肤色。双氧水还具有防腐和漂白作用。

（三）硫及其化合物

1. 硫

硫（S）位于元素周期表的第 3 周期第 ⅥA 族，其原子核外最外层电子数为 6，常见的化合价为 −2、+4 和 +6 价。硫在自然界中以两种形态出现——单质硫和化合态硫。纯粹的单质硫是黄色晶状固体，熔点为 112.8 ℃，沸点为 444.6 ℃。它的导热性和导电性都很差，质松脆，不溶于水，它能溶于二硫化碳（CS_2）中。

硫是人体常量元素，存在于软组织蛋白质或体液中。蛋氨酸、牛磺酸、胰岛素、肝素及组成毛发、指甲、皮肤的角蛋白中都有硫。人体所需硫从食物蛋白质的氨基酸中获得，元素状态的硫和硫酸盐等无机物中的硫不能被吸收。

2. 医学常见硫的化合物

（1）硫酸：纯硫酸是无色油状液体，凝固点为 10.36 ℃，沸点为 338 ℃，密度为 1.854 g/cm³。浓硫酸溶于水产生大量的热，若不小心将水倾入浓硫酸中，将会因为产生剧热而导致爆炸。因此在稀释浓硫酸时，只能将浓硫酸在搅拌下缓慢地倾入水中。

由于硫酸的强氧化性和脱水性，它对动植物组织有很强的腐蚀性，如果在工作中不小心将浓硫酸滴落在皮肤上，应立即用大量水冲洗（勿用力摩擦！），然后用稀氨水浸润伤处，最后用水冲洗，这样才不至于造成严重的灼伤。

浓硫酸是工业上和实验室中最常用的干燥剂，用以干燥氯气、氢气和二氧化碳等气体。浓硫酸不但能吸水，而且能从一些有机化合物（如蔗糖、布、纸等）中夺取与水分子组成相当的氢和氧，使这些有机物碳化。例如：

$$C_{12}H_{22}O_{11} \xrightarrow{\text{浓硫酸}} 12C + 11H_2O$$

（蔗糖）

（2）硫代硫酸钠：市售硫代硫酸钠俗名为海波或大苏打，化学式为 $Na_2S_2O_3 \cdot 5H_2O$。它是无色透明的晶体，易溶于水，溶于水后呈碱性，遇酸立即分解，生成单质硫，放出 SO_2 气体。

$$Na_2S_2O_3 + 2HCl =\!=\!= 2NaCl + S\downarrow + H_2O + SO_2\uparrow$$

用此反应可鉴定 $S_2O_3^{2-}$ 的存在与否。

硫代硫酸钠因其中 1 个硫原子的化合价为 0 而具有较强的还原性，常用作药物制剂的抗氧化剂。$S_2O_3^{2-}$ 能与许多重金属离子形成稳定的配合物，并能将 CN^- 转化为 SCN^-，医药上常用作卤素、氰化物和重金属中毒时的解毒剂。

知识拓展

硫化氢（H_2S）是一种无色、具有臭鸡蛋气味的有毒气体，使用这种气体时必须在有效通风处进行。空气中含有体积分数为 0.1% 的 H_2S 会迅速引起头痛、头晕等症状，吸入大量 H_2S 会造成昏迷或死亡。经常与 H_2S 接触能引起嗅觉变迟钝、消瘦、头痛等慢性中毒症状。

由于 H_2S 含量高而导致中毒者停止心跳和呼吸时,如果不立即采取措施进行抢救,帮助中毒者恢复心跳和呼吸,中毒者将会在短时间内死亡。因此,必须采取正确的抢救方法对中毒者实施抢救。

(1) 立即将中毒者从 H_2S 分布的现场抬到空气新鲜的地方,脱去被污染的衣服。

(2) 如果中毒者没有停止呼吸和心跳,保持中毒者处于休息状态,保持其体温,有条件时可给予吸氧。

(3) 如果中毒者已经停止呼吸和心跳,松解领扣和腰带,保持呼吸道通畅,立即进行人工呼吸和胸外心脏按压,直至呼吸和心跳恢复。在做人工呼吸时,抢救者应将头偏向一侧,避免在中毒者脸的上方呼吸,防止因中毒者呼出的气体中含有 H_2S 而导致抢救者中毒。

(4) 有条件时应立即给予中毒者吸氧或高压氧治疗。

(5) 当中毒者呼吸和心跳完全恢复后,可给中毒者饮兴奋性饮料,如浓茶或咖啡。

(6) 如果液态 H_2S 进入眼睛,应立即用大量清水冲洗眼睛,不时翻起上、下眼睑;也可进行冷敷,局部用红霉素眼膏和氯霉素眼药水预防和控制感染。与这种化学物质打交道时不应该戴隐形眼镜。

(7) 皮肤接触液态 H_2S 时,要立即脱下衣服,用水冲洗局部皮肤。

(8) 在抢救时强调做 4 件事、抢 4 分钟。

①做好自我防护,将中毒者抢救至上风向空气新鲜处,清除污染物。

②发现呼吸、心跳停止时,4 min 内实施心肺复苏,不得中断。

③控制毒物散发,控制毒源。

④立即报告上级,通知医院。

 点滴积累

一、元素周期表

1. 元素的性质随着原子序数的递增而呈现周期性变化的规律叫作元素周期律。

2. 元素周期表有 7 个周期和 16 个族(7 个主族、7 个副族、1 个第Ⅷ族和 1 个 0 族);周期序数＝电子层数,主族序数＝最外层电子数。

二、医学常见金属元素及其化合物

1. 碱金属包括锂(Li)、钠(Na)、钾(K)、铷(Rb)、铯(Cs)、钫(Fr)6 种金属元素,它们具有典型的金属性。

2. 碳酸钠化学式为 Na_2CO_3,其易与盐酸反应放出二氧化碳气体。

$$Na_2CO_3 + 2HCl === 2NaCl + H_2O + CO_2\uparrow$$

3. 碳酸氢钠化学式为 $NaHCO_3$,其稳定性差,受热易分解。碳酸氢钠片可以中和胃酸,治疗胃酸过多。

$$2NaHCO_3 \xrightarrow{\text{加热}} Na_2CO_3 + H_2O + CO_2 \uparrow$$

4. 石膏($CaSO_4 \cdot 2H_2O$)加热到 160～200 ℃时,失去大部分结晶水而变成熟石膏($2CaSO_4 \cdot 2H_2O$)。熟石膏可以铸造模型和雕像,在医疗外科上用作石膏绷带。

5. 三氯化铁化学式为 $FeCl_3$,在空气中可潮解为红棕色液体。$FeCl_3$ 在医药上可用作伤口的止血剂。

$$Fe^{3+} + 3H_2O \rightleftharpoons Fe(OH)_3 + 3H^+$$

三、医学常见非金属元素及其化合物

1. 卤素包括氟（F）、氯（Cl）、溴（Br）、碘（I）、砹（At）5 种元素,卤素具有典型的非金属性。

2. 铵盐与氢氧化钠反应可产生有刺激性气味的气体。

$$NH_4Cl + NaOH \xrightarrow{\text{加热}} NaCl + NH_3 \uparrow + H_2O$$

3. 过氧化氢化学式为 H_2O_2,常温下分解缓慢,加热或处于更高温度时,纯的过氧化氢剧烈分解而爆炸。

$$2H_2O_2 \xrightarrow{} 2H_2O + O_2 \uparrow$$

4. 硫代硫酸钠化学式为 $Na_2S_2O_3$,遇酸立即分解,生成单质硫,放出 SO_2 气体。

$$Na_2S_2O_3 + 2HCl \xrightarrow{} 2NaCl + S \downarrow + H_2O + SO_2 \uparrow$$

目标检测

一、单项选择题

1. 氧原子的最外层电子数为（　　　）。

A. 4　　　　　　　　B. 5　　　　　　　　C. 6　　　　　　　　D. 7

2. 某元素的原子最外层电子数为 7,它处于周期表中的（　　　）。

A. ⅣA 族　　　　　　B. ⅤA 族　　　　　　C. ⅥA 族　　　　　　D. ⅦA 族

3. 某元素的原子核外有 3 个电子层,最外层有 5 个电子,该原子核内的质子数为（　　　）。

A. 13　　　　　　　　B. 14　　　　　　　　C. 15　　　　　　　　D. 16

4. 某元素在元素周期表中处于ⅣA 族,它的最高正化合价为（　　　）。

A. +2　　　　　　　　B. +3　　　　　　　　C. +4　　　　　　　　D. +5

5. 下列原子中,原子半径最大的是（　　　）。

A. Na　　　　　　　　B. Al　　　　　　　　C. P　　　　　　　　D. Cl

6. 位于元素周期表的第 4 周期第ⅡA 族的元素是（　　　）。

A. Na　　　　　　　　B. K　　　　　　　　C. Mg　　　　　　　　D. Ca

7. 金属钠应保存在（　　　）中。

A. 空气　　　　　　　B. 煤油　　　　　　　C. 乙醇　　　　　　　D. 液氮

8. 下列哪种气体无色、具有刺激性气味并且极易溶于水?（　　　）

A. NH_3　　　　　　　B. N_2　　　　　　　C. O_3　　　　　　　D. H_2S

9. 下列物质既有氧化性又有还原性的是（　　　）。

A. H_2S　　　　　　　B. H_2O_2　　　　　　C. H_2SO_4　　　　　　D. H_2O

10. 下列关于浓硫酸的说法错误的是（　　　）。

A.纯硫酸是无色油状液体,浓硫酸溶于水产生大量的热

B.浓硫酸是工业上和实验室中最常用的干燥剂,用来干燥氯气、氢气和二氧化碳等气体

C.浓硫酸不但能吸水,还能使某些有机物碳化

D.稀释浓硫酸时,需把水缓慢加入浓硫酸中

二、填空题

1. 元素周期表中有_____个周期,其中_____个短周期,_____个长周期。元素周期表中有_____个族,其中_____个主族,_____个副族,1个_____族和_____个0族。

2. 碳酸钠,化学式为_____,俗名为_____,易溶于水,水溶液呈_____;碳酸氢钠,化学式为_____,俗名为_____,易溶于水,水溶液呈_____。碳酸氢钠热稳定性差,受热易_____。

3. 卤素包含_____、_____、_____、_____和砹(At)5种元素,都是非金属元素。

4. 医学上用途非常广泛的0.9%的氯化钠溶液也叫_____。

5. 氯气与水反应的次氯酸($HClO$)具有_____的作用,但$HClO$见光或受热易分解,应该_____保存。

6. 铵盐与氢氧化钠反应可产生具有刺激性气味的氨气,该气体可使湿润的红色石蕊试纸_____,利用此性质可以检验_____的存在。

三、简答题

1. 简单介绍钠和钙的医学用途。

2. 将下列化学名称或其对应的医学作用填写完成。

名　　称	医　学　作　用
H_2O_2	
	用作利尿药,治疗水肿,防治低钾血症
$NaHCO_3$	
	泻药、利胆药,降血压和抗惊厥
$CaSO_4 \cdot 2H_2O$	
$FeSO_4$	
	伤口止血剂

3. 完成下列化学方程式。

(1) $NaHCO_3 \xrightarrow{\text{加热}}$

(2) $Cl_2 + H_2O =\!=\!=$

(3) $Ca(OH)_2 + Cl_2 =\!=\!=$

(4) $NH_4Cl + NaOH \xrightarrow{\text{加热}}$

(5) $Na_2S_2O_3 + HCl =\!=\!=$

(李秀秀)

第四章　烃

扫码看课件

学习目标

掌握：各类烃的结构特征、同系物的通式及其命名。

熟悉：有机化合物的概念和特性，各类烃的性质。

了解：有机化合物的分类，官能团的概念，同分异构现象以及烃类化合物在医学上的用途。

第一节　有机化合物概述

导学情景

近几年，我国的年平均疾病死亡人数约 600 万，其中癌症死亡约 312 万，脑卒中死亡约 165 万，糖尿病死亡人数也在增加。面对如此严峻的形势，政府不断加大医疗改革和医学研究资金投入，力求提高人民的健康水平。

人们研究医学的主要目的是为了防病、治病，研究对象是组成成分复杂的人体。组成人体的物质除水和一些无机盐外，绝大部分是有机化合物。如构成人体组织的蛋白质，与体内代谢有密切关系的酶、激素和维生素，人体储存的养分（糖原、脂肪）等。这些有机化合物在体内进行着一系列复杂的变化，以维持体内新陈代谢作用的平衡。

为了防治疾病，除了研究病因外，还要了解药物在体内的变化，以及其结构与药效、毒性的关系。而药物在体内的变化与药物的生理活性有关，药物的生理活性又与有机化合物的结构有关。本节就带领大家走进有机化合物的世界。

自然界中存在的物质种类繁多，根据它们的组成、结构和性质，可将自然界的物质分为无机化合物和有机化合物两大类。19 世纪以前，人类只能从动植物体内获取一些蛋白质、油脂、糖类、染料等有机化合物。当时认为有机化合物是"有生机之物"，是在"生命力"的作用下产生的。因此，人们将从动植物体内得到的物质称为有机化合物。1828 年，人类首次使用无机化合物合成了有机化合物——尿素，打破了有机化合物只能从生物体内取得的观

Note

念。现在大多数有机化合物都可由人工合成的方法制得，因此，"有机化合物"的名称也失去了原来的意义，人们只是因为习惯而沿用至今。

一、有机化合物的概念

在大量的有机化合物中，除了含碳元素外，绝大多数都含有氢元素，有的也含有氧、氮、硫、磷等。因为碳氢化合物分子中的氢原子往往可被其他原子或原子团所取代，所以衍生出来许多其他的有机化合物，这些有机化合物又称为**衍生物**。因此，我们将**碳氢化合物及其衍生物称为有机化合物**，简称有机物。

此外，一些简单的含碳化合物，如一氧化碳、二氧化碳、碳酸及其盐、氢氰酸及其盐等，由于它们的性质和无机化合物相似，通常把它们划为无机化合物。因此，有机化合物一定含有碳元素，但是含碳元素的化合物并不一定就是有机化合物。

 课堂互动

你能说出几种生活中常见的有机化合物吗？

二、有机化合物的特性

与无机化合物相比，大多数有机化合物具有以下特性。

1. 难溶于水，易溶于有机溶剂

多数有机化合物难溶于水，易溶于汽油、乙醇等有机溶剂。无机化合物一般易溶于水，难溶于有机溶剂。

2. 熔点、沸点较低

有机化合物的熔点都较低，一般不超过 400 ℃。常温下多数有机化合物为气体、易挥发的液体或低熔点的固体，如乙醇的熔点为 −115 ℃、沸点为 78.5 ℃。而绝大多数无机化合物的熔点和沸点都较高，如氯化钙的熔点为 782 ℃、沸点为 1600 ℃。

3. 易燃烧，稳定性差

绝大多数有机化合物都可以燃烧，如甲烷、乙醇、汽油、塑料和油脂等。而多数无机化合物一般不能燃烧。

多数有机化合物不如无机化合物稳定，常因温度、空气、光照或微生物的影响而分解变质。绝大多数食品和药物都要注明有效期，就是因为这些物质的稳定性差，经过一段时间会发生变质。例如，糖浆和眼药水遇到高热或强光会发生变质，如沉淀、变色、结晶等；栓剂由于特殊的用药方式，在人体 37 ℃ 的体温下会被逐渐融化吸收，而在高温下也容易发生变质，如出现酸败、变色、发霉等。

4. 反应速率慢，常有副反应发生

多数有机化合物之间的反应速率缓慢，往往需要加热、光照或使用催化剂等条件。除主反应外，常伴有副反应发生，产物常为复杂的混合物。

5. 不易导电

绝大多数有机化合物是非电解质，不易导电，如乙醇、葡萄糖、油脂等。而大多数无机化合物在溶液中或熔融状态下以离子形式存在，具有导电性。

有机化合物的这些特性是由其分子结构决定的。

三、有机化合物的结构特点

有机化合物的结构特点主要是由碳原子的结构特点决定的。

（一）碳原子的结构特点

碳原子最外层电子层有 4 个电子,既不易失去电子,也不易获得电子,因此碳原子易与其他原子以共用电子对的方式达到 8 电子稳定结构。我们把**原子间通过共用电子对形成的化学键称为共价键**,用短线"—"表示。有机化合物中碳原子与其他原子成键时易形成 4 条共价键。例如,甲烷分子的电子式和结构式可表示为

$$
\begin{array}{ccc}
 & H & \\
H\!:\!\overset{\displaystyle H}{\underset{\displaystyle H}{\overset{\times}{\underset{\times}{C}}}}\!:\!H & \qquad & H\!-\!\overset{\displaystyle H}{\underset{\displaystyle H}{C}}\!-\!H
\end{array}
$$

这种用短横线表示分子中原子间连接顺序和方式的式子称为结构式。

（二）碳原子成键方式

有机化合物中,由于碳原子最外层电子层有 4 个电子,碳原子不仅可以通过共价键与其他原子结合形成分子,还可以彼此间以共价键构成碳链或碳环,再结合其他原子形成分子。碳原子间以 1 对共用电子形成的共价键称为**碳碳单键**;碳原子间以 2 对共用电子形成的共价键称为**碳碳双键**;碳原子间以 3 对共用电子形成的共价键称为**碳碳三键**。碳原子间的单键、双键、三键可表示如下:

$$
\begin{array}{ccc}
-\overset{|}{\underset{|}{C}}\!-\!\overset{|}{\underset{|}{C}}\!- & \quad -\overset{|}{C}\!=\!\overset{|}{C}\!- & \quad -C\!\equiv\!C\!-
\end{array}
$$

这些是有机化合物结构多样性的一种表现。

（三）碳原子的种类

在只含有碳碳单键的碳链中,通过观察可以发现碳原子在碳链中的连接情况并不相同,有的碳原子只与一个碳原子相连,有的则与多个碳原子(最多四个)相连,为了加以区分,通常将碳原子分为四类。

伯碳原子:只与一个碳原子直接相连的碳原子,又称一级碳原子,用 1° 表示。

仲碳原子:与两个碳原子直接相连的碳原子,又称二级碳原子,用 2° 表示。

叔碳原子:与三个碳原子直接相连的碳原子,又称三级碳原子,用 3° 表示。

季碳原子:与四个碳原子直接相连的碳原子,又称四级碳原子,用 4° 表示。

连接在伯、仲、叔碳上的氢原子分别叫作伯(1°)、仲(2°)、叔(3°)氢原子。四种碳原子和三种氢原子所处的环境不同,反应性能也有差异。

$$
\begin{array}{ccccccc}
 & & & \overset{1°}{CH_3} & & & \\
\overset{1°}{CH_3}\!-\!\overset{3°}{CH}\!-\!\overset{4°}{C}\!-\!\overset{2°}{CH_2}\!-\!\overset{2°}{CH_2}\!-\!\overset{1°}{CH_3} & & & & \\
 & \underset{1°}{CH_3} & \underset{1°}{CH_3} & & & &
\end{array}
$$

（四）同分异构现象

在研究有机化合物分子组成和性质的过程中,发现许多有机化合物的分子组成和相对分子质量完全相同,但性质却有差异,进一步研究发现是由它们的结构不同而引起的。例

Note

如,分子组成为 C_2H_6O 的化合物可以有两种不同的连接顺序,构成两种不同的物质。一种是我们熟悉的乙醇,常温下是液体,能与金属钠反应;而另一种是甲醚,常温下是气体,不能与金属钠反应。乙醇和甲醚的结构可分别表示为

$$CH_3—CH_2—OH \qquad\qquad CH_3—O—CH_3$$

$$\text{乙醇} \qquad\qquad\qquad \text{甲醚}$$

这种分子组成(分子式)相同,而结构(结构式)不同的现象称为**同分异构现象**。分子组成(分子式)相同,而结构(结构式)不同的化合物互称为**同分异构体**。同分异构现象在有机化合物中普遍存在,这是有机化合物种类繁多的又一个重要原因。

有机化合物中可以形成碳碳四键吗?

四、有机化合物的分类

有机化合物种类繁多、数量巨大。为了便于认识和研究,有必要对有机化合物进行科学的分类。

对于有机化合物,可以从不同的角度进行分类。

(一)按碳链分类

根据分子中碳骨架的形状,有机化合物可分类如下:

$$\text{有机化合物}\begin{cases}\text{链状化合物(脂肪族化合物)}\\ \text{环状化合物}\begin{cases}\text{碳环化合物}\begin{cases}\text{脂环族化合物}\\ \text{芳香族化合物}\end{cases}\\ \text{杂环化合物}\end{cases}\end{cases}$$

因为链状化合物最初是从油脂中发现的,故链状化合物又称脂肪族化合物。

根据碳环的结构,环状化合物分为碳环化合物和杂环化合物。碳环化合物是指完全由碳原子组成的环状化合物,杂环化合物是指由碳原子和其他原子(如氧、硫、氮等)共同组成的环状化合物。

(二)按官能团分类

有机化合物的化学性质主要决定于分子中某些特殊的原子或原子团。这些**能决定化合物化学特性的原子或原子团叫官能团**。含有相同官能团的有机化合物的化学性质基本相似,故根据官能团的不同,也可对有机化合物进行分类。表 4-1 列举了一些常见有机化合物的类别及其官能团。

表 4-1　常见有机化合物的类别及其官能团

化合物类型	官能团名称	官能团结构	化合物类型	官能团名称	官能团结构
烯烃	双键	$\diagdown\!C\!=\!C\!\diagup$	醛	醛基	—CHO
炔烃	三键	—C≡C—	酮	酮基	$\diagdown\!C\!=\!O$
醇和酚	羟基	—OH	羧酸	羧基	—COOH
醚	醚键	—O—	胺	氨基	—NH_2

第二节 饱和链烃(烷烃)

导学情景

　　近年来居民家中使用的燃气已由煤气换成了天然气。因为煤气主要成分是一氧化碳、氢气和甲烷,而一氧化碳是有毒气体,经呼吸道吸入引起中毒,通常所说的煤气中毒就是一氧化碳中毒。天然气大多来自天然的油田气,由亿万年前的有机物质转化而来,主要成分为甲烷。作为家用燃气,天然气相比煤气有着明显的优势。首先,天然气燃烧时的热值要比煤气高得多(即单位体积天然气燃烧时放出的热量要比煤气多),居民用天然气烧水做饭的耗时可比用煤气时缩短一半。其次,天然气纯度高,95%的成分为甲烷,燃烧完全,不含一氧化碳、硫化物等有毒、有害的杂质,无刺鼻性气味,是一种较为安全的燃气。

　　天然气中的甲烷是最简单的烷烃,本节将带领大家认识烷烃的结构、命名、化学性质和用途。

　　分子中只含有碳和氢两种元素的有机化合物叫碳氢化合物,简称烃。烃是有机化合物的母体,其他含有氧、硫、氮等原子的有机化合物可以看作烃的衍生物。

　　烃的种类很多,根据烃分子中碳原子互相连接的方式不同,可将烃分为两大类,即开链烃(简称链烃)和闭链烃。链烃的结构特征是分子中碳原子互相连接成不闭合的链。链烃中根据分子中是否含有碳碳双键和碳碳三键又可分为饱和链烃和不饱和链烃。**饱和链烃又称烷烃,分子中碳原子间都以单键相连,碳原子的其余价键都与氢原子结合。**不饱和链烃包括烯烃和炔烃。闭链烃分子中的碳原子连接成闭合的环,所以又叫环烃。环烃可分为脂环烃和芳香烃两类。

一、烷烃的结构

烷烃的结构特点是所有碳原子之间都以共价单键相连,碳原子剩余的价键全部与氢原子以共价键相连。

最简单的烷烃是甲烷,分子式为 CH_4。甲烷分子的空间结构为正四面体,碳原子位于正四面体的中心,四个氢原子分别位于正四面体的四个顶点,四个碳氢键之间的夹角都是 $109°28'$。甲烷分子的结构如图 4-1 所示。

(a)甲烷结构式　　　(b)正四面体模型　　　(c)球棒模型

图 4-1　甲烷分子的结构

其他烷烃的分子结构与甲烷相似,碳原子与碳原子之间都是以单键相连,其余价键都和氢原子相连。

可 燃 冰

20 世纪 30 年代,天然气作为一种燃料开始被广泛使用,人们铺设了输气管道,但管道经常被奇怪的"冰块"堵塞,科学家为了解决这一难题,对这些"冰块"的结构和成分进行了分析。1934 年,苏联科学家发现这些冰块是由天然气和水混合而成的,称之为天然气水合物,外貌多为白色、淡黄色、琥珀色和暗褐色。纯净的天然气水合物呈白色,形似冰雪,能被直接点燃,故被形象地称为可燃冰。

相比煤和石油等化石燃料,可燃冰像天然气一样是一种清洁能源。可燃冰的主要成分是甲烷和水,燃烧后只会产生水和二氧化碳,几乎不会留下固体残渣,也不会产生有害气体。此外,可燃冰的储量非常丰富,除了海洋中外,一些冻土带中也有可燃冰,其储量可达天然气的两倍以上。不过,可燃冰很难以固态形式从海洋中被开采出来,因为大气中的温度远高于海底、压力远低于海底,所以开采海洋中的可燃冰十分困难。

2017 年,中国在南海北部神狐海域进行的可燃冰试采获得成功,此次试采成功使我国勘察和开采的核心技术得到验证,也标志着中国在这一领域的综合实力达到世界顶尖水平。

可燃冰

我国可燃冰开采现场

二、烷烃的同系物

烷烃中与甲烷结构和性质相似的有机化合物有乙烷（C_2H_6）、丙烷（C_3H_8）、丁烷（C_4H_{10}）和戊烷（C_5H_{12}）等。表 4-2 中列出了一些烷烃的名称和分子式。

表 4-2　烷烃的名称和分子式

碳原子数	烷烃	分子式	碳原子数	烷烃	分子式
1	甲烷	CH_4	8	辛烷	C_8H_{18}
2	乙烷	C_2H_6	9	壬烷	C_9H_{20}
3	丙烷	C_3H_8	10	癸烷	$C_{10}H_{22}$
4	丁烷	C_4H_{10}	11	十一烷	$C_{11}H_{24}$
5	戊烷	C_5H_{12}	12	十二烷	$C_{12}H_{26}$
6	己烷	C_6H_{14}	……	……	……
7	庚烷	C_7H_{16}	n	烷烃通式	C_nH_{2n+2}

从表 4-2 中可以看出，烷烃的通式为 C_nH_{2n+2}，n 表示碳原子的数目。相邻的两个烷烃在组成上都是相差一个 CH_2，不相邻的则是相差多个 CH_2。把这种**结构相似、具有同一通式、组成上相差一个或者多个 CH_2 的一系列化合物叫作同系列。同系列中的化合物互称同系物。**

同系物的化学性质相似，物理性质随着碳原子数目的增加而呈现规律性的变化。同系列是有机化学的普遍现象，为我们研究有机化学带来了方便，只要研究几个代表性的化合物，就可以推测出其他同系物的基本性质。但在运用同系物的概念时，既要考虑到它们的共性，也要注意其个性。

三、烷烃的命名

有机化合物种类繁多、结构复杂、数目庞大，为了识别它们，人们总结出了合理的命名方法。烷烃的常用命名法有两种，即普通命名法和系统命名法。

（一）普通命名法

普通命名法简单方便，但只适用于结构比较简单的烷烃。其基本原则如下。

（1）按分子中碳原子数目称为"某烷"，对含有十个及十个以下的碳原子的直链烷烃用天干（甲、乙、丙、丁、戊、己、庚、辛、壬、癸）命名；十个以上碳原子的直链烷烃，用中文数字命名。例如，CH_4 甲烷、C_4H_{10} 丁烷、C_7H_{16} 庚烷、$C_{12}H_{26}$ 十二烷。

（2）烷烃中存在同分异构现象，为了加以区分，采用"正""异""新"来表示。直链烷烃称为"正某烷"；在含有支链的烷烃分子中，把链端第二个碳原子上有一个甲基的烷烃称为"异某烷"；把链端第二个碳原子上有两个甲基而无其他支链的烷烃称为"新某烷"。例如：

$$CH_3—CH_2—CH_2—CH_2—CH_3$$

$$CH_3—\underset{\underset{CH_3}{|}}{CH}—CH_2—CH_3$$

$$CH_3—\underset{\underset{CH_3}{|}}{\overset{\overset{CH_3}{|}}{C}}—CH_3$$

正戊烷　　　　　　　　　异戊烷　　　　　　　　　新戊烷

（二）系统命名法

对于复杂的含有多个支链的烷烃,普通命名法显然不能满足要求,为此国际纯粹和应用化学联合会制定了 IUPAC 命名法。中国化学会参考这个命名原则结合汉字的特点制订了我国的系统命名法。

1. 烷基

要学习系统命名法,先要学习烷基的概念。烷烃分子去掉一个氢原子剩余的部分称为烷基,通式为 C_nH_{2n+1}—,常用 R—表示。常见的烷基如表 4-3 所示。

表 4-3 常见的烷基

烷基	中文名	烷基	中文名
CH_3—	甲基	$CH_3CH_2CH_2CH_2$—	丁基

CH_3CH_2—	乙基	CH_3CHCH_2—
		    |
		   CH_3
			异丁基

$CH_3CH_2CH_2$—	丙基	$CH_3CHCH_2CH_3$ |	仲丁基

CH_3CH—
   |
  CH_3
	异丙基	CH_3
		    |
		CH_3—C—
		    |
		    CH_3
			叔丁基

2. 系统命名法的具体步骤

（1）选主链（母体）:选择含碳原子数目最多的碳链为主链,根据主链碳原子数称为"某烷"。较短的链为支链,作为取代基。

（2）主链碳原子编号:从靠近支链的一端开始用阿拉伯数字 1、2、3……依次给主链碳原子编号,位次号数用 1、2、3……表示。如有多条支链,按照先简单后复杂的原则,从距离简单基团最近的一端编号。

（3）定名称:将取代基位次和取代基名称依次写在主链"某烷"前面,取代基位次和取代基名称中间用半字线相连。

若有相同的取代基则要合并,取代基的数目用二、三、四……表示,写在取代基的前面;用阿拉伯数字逐一表示取代基的位次,位次之间用","隔开。若有几种不同的取代基,把简单的（小的）写在前面,复杂的（大的）写在后面,中间再用半字线相连。

例如:

$$CH_3—CH—CH—CH_2—CH_3 \qquad CH_3—CH—CH—CH_2—CH_2—CH_3$$
$$\qquad\quad |\qquad | \qquad\qquad\qquad\qquad\quad |\qquad |$$
$$\qquad\quad CH_3\quad CH_3 \qquad\qquad\qquad\qquad CH_3\quad CH_2CH_3$$

2,3-二甲基戊烷   2-甲基-3-乙基己烷

 课堂互动

请写出下列有机化合物的结构简式或命名。

（1）2,4-二甲基己烷   （2）2,5-二甲基-3-乙基庚烷

（3）$CH_3—CH—CH—CH_3$ （4）$CH_3—CH—CH_2—CH—CH_2—CH_3$

四、烷烃的性质

（一）物理性质

常温常压下，$C_1 \sim C_4$ 的直链烷烃是气体，$C_5 \sim C_{16}$ 的烷烃是液体，C_{17} 及 C_{17} 以上的烷烃是固体。随着碳原子数的增加，烷烃的熔点、沸点升高。烷烃不溶于水，能溶于某些有机溶剂。

（二）化学性质

1. 稳定性

常温下，烷烃很不活泼，与强酸、强碱、强氧化剂和还原剂等都不发生反应，只有在特定条件（如光照、高温或者催化剂）下才发生某些化学反应，这与构成烷烃分子的碳氢键和碳碳单键的键能较高有关。

2. 氧化反应

烷烃在空气中燃烧，生成二氧化碳和水，并放出大量的热能。

$$CH_4 + 2O_2 \xrightarrow{\text{点燃}} CO_2 + 2H_2O + 891.2 \ kJ/mol$$

随着碳原子数的增加，烷烃的燃烧热也增大。汽油、天然气、柴油的主要成分是烷烃的混合物，燃烧时放出大量热能，因此烷烃常用作内燃机的燃料。

烷烃在常温下一般不与氧化剂发生化学反应，但在高温高压或者催化剂作用下可以发生部分氧化，生成各种含氧衍生物如醇、羧酸、醛等。

3. 取代反应

烷烃在常温和黑暗中不能与卤素发生反应，但在高温、催化剂或光照的作用下能与卤素发生反应。例如，甲烷与氯气在光照或者加热的条件下逐步发生反应生成一氯甲烷、二氯甲烷、三氯甲烷和四氯化碳。

$$CH_4 + Cl_2 \xrightarrow{\text{光照}} CH_3Cl（一氯甲烷）+ HCl$$

$$CH_3Cl + Cl_2 \xrightarrow{\text{光照}} CH_2Cl_2（二氯甲烷）+ HCl$$

$$CH_2Cl_2 + Cl_2 \xrightarrow{\text{光照}} CHCl_3（三氯甲烷或氯仿）+ HCl$$

$$CHCl_3 + Cl_2 \xrightarrow{\text{光照}} CCl_4（四氯甲烷或四氯化碳）+ HCl$$

有机化合物分子中的某些原子或原子团被其他原子或原子团所代替的反应，称为取代反应。有机化合物分子中的氢原子被卤素原子取代的反应称为**卤代反应**。烷烃是生成卤代烷的重要原料。

知识链接

甲 烷

甲烷在自然界的分布很广，它是天然气、沼气、油田气等的主要成分，俗称瓦斯。甲烷主要作为燃料广泛应用于民用和工业中；作为化工原料，其可以用来生产乙炔、氢气、炭黑和氢氰酸等。

甲烷对人基本无毒，但浓度过高时，空气中氧含量明显降低，使人窒息。当空气中甲烷浓度达 $25\% \sim 30\%$ 时，可引起头痛、头晕、乏力、注意力不集中、呼吸和心跳加速、共济失调，若不及时远离，可致窒息死亡；皮肤接触液化的甲烷，可致冻伤。

Note

五、医药上常用的烷烃

烷烃广泛存在于自然界中,有些烷烃的混合物是制药工业及医药中常用的有机溶液或药物中软膏基质等。

1. 石油醚

石油醚是低级烷烃混合物,常温下为无色澄清的液体,主要用作有机溶剂。其极易燃烧并具有毒性,可引起周围神经炎,使用及储存时要特别注意安全。

2. 液体石蜡

液体石蜡的主要成分是含18～24个碳原子的液体烷烃混合物,为透明状液体,不溶于水和醇,能溶于醚和氯仿中。因为在体内不被吸收,其可用作肠道润滑的缓泻剂,也可用作配制滴鼻剂和喷雾剂的基质。

3. 凡士林

凡士林是含18～22个碳原子的烷烃的混合物,是液体石蜡和固体石蜡的混合物,呈软膏状半固体,不溶于水,溶于醚和石油醚。因为它化学性质稳定,而且不能被皮肤吸收,不易使软膏中的药物起变化,所以在医药上常用作软膏基质。

4. 石蜡

石蜡是 C_{25}～C_{34} 固体烃的混合物,为白色蜡状固体,在医药上用于蜡疗和调节软膏的硬度,工业上是制造蜡烛的原料。

第三节　不饱和链烃(烯烃与炔烃)

 导学情景

塑料是我们生活中常见的一种材料,例如,杯子、购物袋等生活用品都是由它制作而成。其因具有耐腐蚀能力强、易被塑制成不同形状、防水、质轻、良好的绝缘性等优点而被广泛应用。

塑料的种类很多,其中一种为聚乙烯(PE)。高压聚乙烯柔软、透明、无毒,可用来制作薄膜、软管、塑料瓶等;低压聚乙烯刚硬、耐磨、耐腐蚀,电绝缘性较好,可用来制作化工设备、管道、承载力不高的齿轮、轴承等。

聚乙烯是什么呢?聚乙烯是由乙烯加成聚合而成的大分子物质。本节将带领大家学习包括乙烯在内的烯烃和炔烃的相关化学知识。

Note

分子中含有碳碳双键($\diagup C = C \diagdown$)或碳碳三键(—C≡C—)的烃叫作**不饱和烃**。不饱和烃包括烯烃和炔烃,其中含碳碳双键的烃叫烯烃,含碳碳三键的烃叫炔烃,它们所含的氢原子数目比相应的烷烃少。

一、烯烃与炔烃的结构

分子中含有碳碳双键($\diagup C = C \diagdown$)的不饱和烃叫烯烃。烯烃比含相同碳原子数的烷烃少两个氢原子,其组成通式为 C_nH_{2n},碳碳双键是烯烃的官能团。烯烃的碳碳双键并不是两个单键的加和,而是一个 σ 键和一个 π 键(单键又称 σ 键,其特点是牢固、不易断裂;π 键的特点是不牢固、易断裂)。最简单的烯烃是乙烯,分子式为 C_2H_4,结构简式为$CH_2 = CH_2$。

分子中含有碳碳三键(—C≡C—)的不饱和烃叫炔烃。炔烃比含相同碳原子数的烯烃少两个氢原子,其组成通式为 C_nH_{2n-2},碳碳三键是炔烃的官能团。最简单的炔烃是乙炔,分子式为 C_2H_2,结构简式为$CH≡CH$。乙炔分子中的碳碳三键由一个 σ 键和两个 π 键构成。

二、烯烃与炔烃的命名

(一)烯烃的命名

烯烃的系统命名法与烷烃相似,具体步骤如下。

1. 选主链(母体)

选择含有双键的最长碳链为主链,依主链碳原子数目命名为"某烯"。支链作为取代基。

2. 主链碳原子编号

从靠近双键的一端开始用阿拉伯数字 1、2、3…依次给主链碳原子编号。双键的位次用双键碳原子中编号较小的数字来表示,将双键的位次写在烯烃名称前面,中间用半字线相连。若双键正好在中间,则主链编号从靠近取代基的一端开始。

3. 定名称

将取代基的位次、数目和名称写在烯烃名称前面,并用半字线与主链名称相连。例如:

$$CH_3—CH = CH—CH_2—CH_3 \qquad CH_3—\underset{\underset{CH_3}{|}}{C} = CH—CH_3$$

2-戊烯 　　　　　　　　　2-甲基-2-丁烯

$$CH_3—\underset{\underset{CH_3}{|}}{C}—\underset{\underset{CH_2CH_3}{|}}{C} = CH_2 \qquad CH_3—\underset{\underset{CH_3}{|}}{CH}—CH = \underset{\underset{CH_3}{|}}{C}—CH_2—CH_3$$

3-甲基-2-乙基-1-丁烯 　　　　　2,4-二甲基-3-己烯

(二)炔烃的命名

炔烃的系统命名法与烯烃的相似,只需将烯烃母体名称中的"烯"换为"炔"即可。例如:

$$CH_3—C≡C—CH_2—CH_3 \qquad CH_3—C≡C—\underset{\underset{CH_3}{|}}{CH}—CH_3$$

2-戊炔 　　　　　　　　　4-甲基-2-戊炔

三、烯烃与炔烃的性质

（一）物理性质

烯烃的物理性质与烷烃相似，随着碳原子数的增加而递变。烯烃是无色物质，常温常压下，$C_2 \sim C_4$ 的烯烃是气体，$C_5 \sim C_{18}$ 的烯烃是液体，C_{19} 及 C_{19} 以上的烯烃是固体。随着碳原子数的增加，烯烃的熔点、沸点升高。烯烃都难溶于水，易溶于有机溶剂。

炔烃的物理性质与烯烃相似，随着碳原子数的增加而有规律地变化。

（二）化学性质

烯烃和炔烃分子中均含有易断裂的 π 键，所以它们的化学性质相似且比烷烃活泼，容易发生加成、氧化和聚合等反应。

1. 加成反应

有机化合物分子中双键或三键上的 π 键断裂，加入其他原子或原子团的反应，称为**加成反应**。

（1）催化加氢：在催化剂的作用下，有机化合物与氢分子发生的反应称为催化加氢，又称催化氢化。常用的催化剂有铂（Pt）、钯（Pd）、镍（Ni）等金属细粉。烯烃与氢气发生加成反应生成相应的烷烃。例如：

$$CH_2{=\!=}CH_2 + H_2 \xrightarrow{\text{催化剂}} CH_3{-}CH_3$$

炔烃的催化氢化分两步进行，首先与一个氢分子反应生成烯烃，然后再与一个氢分子反应生成烷烃。

$$R{-}C{\equiv}CH \xrightarrow[\text{催化剂}]{H_2} R{-}CH{=\!=}CH_2 \xrightarrow[\text{催化剂}]{H_2} RCH_2CH_3$$

（2）与卤素加成：烯烃易与氯、溴发生加成反应，常温下就能顺利进行。例如：

$$R{-}CH{=\!=}CH_2 + Br_2 \longrightarrow R{-}CHBrCH_2Br$$

炔烃也能与氯、溴发生加成反应，分两步进行，但反应活性较烯烃弱，需要在加热或催化剂的条件下进行。

烯烃、炔烃与溴水或溴的四氯化碳溶液发生加成反应后，溴的红棕色消失，现象明显，操作简便，所以常用此方法鉴定碳碳双键或碳碳三键的存在与否。

（3）与卤化氢加成：烯烃与卤化氢发生加成反应，生成卤代烷。例如：

$$CH_2{=\!=}CH_2 + HX \longrightarrow \underset{\underset{H}{|}}{CH_2}{-}\underset{\underset{X}{|}}{CH_2}$$

知识拓展

像乙烯这样的对称烯烃，与卤化氢发生加成反应，产物只有一种。但不对称的烯烃与卤化氢加成后，产物会有两种。例如：

$$CH_3{-}CH{=\!=}CH_2 + HCl \longrightarrow \underset{\underset{H}{|}}{CH_3{-}CH}{-}\underset{\underset{Cl}{|}}{CH_2} + \underset{\underset{Cl}{|}}{CH_3{-}CH}{-}\underset{\underset{H}{|}}{CH_2}$$

主要产物

当不对称烯烃和不对称试剂发生加成反应时，不对称试剂中的氢原子主要加到含氢较多的双键碳原子上，这个经验规律叫作马尔科夫尼科夫规则，简称**马氏规则**。炔烃与卤化氢的加成反应分两步进行，反应也遵循马氏规则。

　　不对称烯烃是指两个双键碳原子上连接的原子或者基团不同的烯烃,都相同时为对称烯烃。

　　不对称试剂(如 HX)能解离出不相同的两个部分,如 H_2O、HCl 等;H_2、X_2 等属于对称试剂。

2. 氧化反应

　　烯烃和炔烃由于其结构中包含易断裂的 π 键,容易被氧化。氧化剂和氧化条件不同,氧化的产物也会不同。

　　用酸性高锰酸钾溶液作氧化剂时,可以很容易地使碳碳双键或碳碳三键断开,发生氧化反应,且高锰酸钾溶液的紫红色立即褪去,这是鉴定不饱和键的一种方法。

$$烯烃或炔烃 \xrightarrow[H^+]{KMnO_4} 高锰酸钾溶液褪色$$

　　另外,烯烃、炔烃和烷烃一样,在空气中燃烧生成二氧化碳和水,同时放出大量的热。

3. 聚合反应

　　由小分子化合物聚合成大分子化合物的过程,称为**聚合反应**。聚合生成的大分子称为聚合物。在一定的条件下,烯烃能发生自身加成反应,生成大分子聚合物。

$$n CH_2{=}CH_2 \xrightarrow[75\ ℃,0.1\sim1\ MPa]{催化剂} {\leftarrow}CH_2{-}CH_2{\rightarrow}_n$$

　　式中 n 表示乙烯分子的个数,可达 $500\sim2000$。聚乙烯(PE)无色、无味、无毒,是一种透明柔韧的塑料,医药上可用作输液容器、医用导管、整形材料等。

　　炔烃在不同的催化剂和反应条件下,发生不同的聚合反应,生成链状或环状的化合物。

4. 金属炔化物的生成

　　炔烃中连接在碳碳三键碳原子上的氢原子相当活泼,容易被金属原子取代生成金属炔化物。

　　例如,将乙炔通入硝酸银氨溶液或氯化亚铜氨溶液中,分别生成白色的乙炔银和砖红色的乙炔亚铜沉淀。

$$CH{\equiv}CH+2[Ag(NH_3)_2]NO_3 \longrightarrow AgC{\equiv}CAg\downarrow+2NH_3+2NH_4NO_3$$
$$乙炔银(白色)$$

$$CH{\equiv}CH+2[Cu(NH_3)_2]Cl \longrightarrow CuC{\equiv}CCu\downarrow+2NH_3+2NH_4Cl$$
$$乙炔亚铜(砖红色)$$

　　上述反应极为灵敏,常用来鉴定具有—C≡C—H结构特征的炔烃,并可利用这一反应从混合物中将其分离出来。

知识链接

乙　　烯

　　乙烯是重要的化工原料,它的产量可以用来衡量一个国家的石油化工水平,从石油中获得乙烯已成为生产乙烯的主要途径。乙烯主要用于生产聚乙烯、乙丙橡胶、聚氯乙烯等。乙烯是一种气体激素,促进 RNA 和蛋白质的合成,加速水果成熟。常用乙烯利溶液浸泡未完全成熟的番茄、苹果、梨、香蕉、柿子等果实,能显著促进成熟。乙烯还可用于医药高新材料的合成等。

第四节 芳香烃

 导学情景

　　27岁的小胡在某珠宝加工厂工作,专门负责珠宝的黏合,因此长期与含有苯的胶水"亲密接触"。由于工厂缺乏保护措施,小胡长期在此环境中工作,不知不觉就引起慢性苯中毒,口腔、鼻腔经常出血,他开始还以为是上火引起的,没有注意。一天他在上班时突然晕倒,失去知觉,送到广东省职业病防治院,被确诊为再生障碍性贫血。

　　近几年,因苯中毒引起再生障碍性贫血的事件不断发生,严重威胁着许多工人的生命安全。再生障碍性贫血的病因为造血功能的障碍,患者血液中血小板、白细胞、血红蛋白的数量都大大低于正常水平,无法供应正常生理需要。患者除了极其虚弱外,因缺少血小板而口腔、鼻腔经常出血,如果吃了稍硬些的东西,连胃肠道也会出血不止。因白细胞的数量少,患者的抵抗力很低,容易感染结核病等并发症。专家称,为了切实保障劳动者健康权益,必须采取预防保健措施杜绝苯中毒事故发生。

　　苯到底是什么?为什么会有这么大的毒性?本节带领大家认识苯及其同系物的结构、命名和性质。

　　由碳、氢两种元素组成的环状化合物叫作**环烃**,又称**闭链烃**。环烃又分为脂环烃和芳香烃两大类。

　　脂环烃是指性质与脂肪烃相似的一类碳环化合物。本节介绍的芳香烃是指分子中含有苯环的烃类,具有芳香性。芳香性是指一般情况下难以加成,难以氧化,易发生取代反应的性质。

　　根据分子中所含苯环的数目,芳香烃可以分为单环芳香烃和多环芳香烃。苯是最简单也是最重要的芳香烃。

一、苯的结构

苯是芳香烃中最典型的代表物,分子式为 C_6H_6。

1865年凯库勒首先提出了苯的环状结构,他认为苯分子是由6个碳原子组成的六边形结构,每个碳原子上连接1个氢原子。六边形内存在3个单键和3个双键交替连接的特殊结构,称为凯库勒式。表示如下:

Note

简写为 ⬡

现代物理方法研究证明苯环是正六边形结构,苯分子中 6 个碳碳键都是相同的,无单双键之分。6 个碳之间形成环状大 π 键,此环状大 π 键不同于一般的 π 键,它因受到 6 个碳原子的限制,比较牢固,不易断裂。故用带有圆圈的正六边形表示苯的结构式,圆圈表示环状的大 π 键。表示如下:

由于历史的原因,凯库勒式一直沿用至今。本教材采用凯库勒式表示苯的结构,但不能认为苯分子有单双键之分。

 趣味阅读

凯库勒发现苯分子结构的故事

凯库勒是一位极富想象力的化学家,长期被苯分子的结构所困扰。1865 年的一个冬夜里,凯库勒坐在桌边想着怎样在教材中写苯的结构这一难题,然而百思不得其解,只好停笔在炉边休息,面对炉中飘忽不定的火苗陷入了沉思,不知不觉进入梦乡。睡梦中他的眼前出现了旋转的碳链,碳链像蛇一样盘绕卷曲,忽然一条蛇咬住了自己的尾巴,形成一个环状,并不停地旋转。他像触电般地猛然醒来,迅速拿起笔画出苯的封闭式结构,经过若干次的修正,最后他决定用六角环状结构来描述苯的分子结构。这也就是现在我们所说的苯的凯库勒式。

对此,凯库勒说:"让我们学会做梦吧!那么,我们就可以发现真理。"但凯库勒的梦中发现并不是偶然的,这与他渊博的知识、丰富的想象、对问题的执着追求是分不开的。同学们现在只有掌握扎实的科学文化知识,今后才能有所发明创造。

二、苯的同系物与命名

苯是单环芳烃的母体。苯的同系物(也称烷基苯)指的是苯环上的氢原子被烷基(R—)取代的化合物。苯及苯的同系物的组成通式为 $C_nH_{2n-6}(n \geq 6)$。

1. 一元烷基苯

苯环上的 1 个氢原子被烷基取代而形成的化合物称为一元烷基苯。命名时,以苯为母体,烷基作为取代基,称为某基苯,简称某苯。

甲苯　　　　　乙苯　　　　　　　异丙苯

2. 二元烷基苯

苯环上的 2 个氢原子被烷基取代而形成的化合物称为二元烷基苯。根据 2 个烷基的相对位置不同,可用邻、间、对或用阿拉伯数字(注意应使它们的位次总和为最小)来命名。例如:

| 邻二甲苯 | 间二甲苯 | 对二甲苯 |
| 1,2-二甲苯 | 1,3-二甲苯 | 1,4-二甲苯 |

3. 三元烷基苯

苯环上的 3 个氢原子被烷基取代而形成的化合物称为三元烷基苯。三元烷基苯有 3 种位置异构体。3 个烷基相同的可用连、偏、均或用阿拉伯数字来命名。3 个烷基不同的只能用阿拉伯数字来命名。例如:

| 连三甲苯 | 偏三甲苯 | 均三甲苯 |
| 1,2,3-三甲苯 | 1,2,4-三甲苯 | 1,3,5-三甲苯 |

4. 其他

若苯环连接不饱和烃基(如烯基或炔基),则以不饱和烃为母体命名,苯环作为取代基。例如:

| 苯乙烯 | 苯乙炔 |

芳香烃分子中去掉一个氢原子所剩下的基团称为芳香烃基,简称"芳基",常用"Ar—"表示。常见的芳基如下:

| 苯基(C_6H_5—) | 苯甲基(苄基)($C_6H_5CH_2$—) | 邻甲苯基 |

三、苯及其同系物的性质

(一) 物理性质

苯及其同系物一般是无色有特殊气味的液体,不溶于水,溶于乙醇、乙醚和汽油等有机溶剂。一般具有毒性,长期接触会引起中毒。

知识链接

　　苯在生产环境中以蒸气形式由呼吸道进入人体,大量高浓度吸入时,可产生急性苯中毒。以中枢神经系统麻醉作用为主,轻者出现兴奋、欣快感、步态不稳,以及头痛、头晕、恶心、呕吐和轻度意识模糊,重者出现神志模糊加重、昏迷或抽搐,严重者导致呼吸停止而死亡。

　　目前,从事油漆、制造、皮革、包箱等作业人员发生苯中毒的共同特点是生产企业多为家庭作坊或小型加工企业,技术水平低,工艺落后,作业环境条件差,缺乏职业防护设施和个人卫生防护用品,危害严重。

　　因此,必须采取预防保健措施杜绝苯中毒事故的发生。具体措施:改革生产工艺,如生产过程密闭化、自动化和程序化;安装通风排毒设备;作业工人应戴防毒口罩或使用面罩,定期健康检查。

（二）化学性质

苯及其同系物分子中都含有苯环,它们的化学性质与饱和烃明显不同,具有特殊的芳香性,即易取代、难加成、难氧化。

1. 取代反应

在一定条件下,苯环上的氢原子易被其他原子或原子团取代,发生取代反应,比较常见的有卤代、硝化和磺化等反应。

（1）卤代反应:在铁粉或卤化铁的催化作用下,苯和氯或溴反应生成氯苯或溴苯(氯或溴原子可取代苯环上的氢)。例如:

$$\text{苯} + Cl_2 \xrightarrow[55\sim60\ ℃]{FeCl_3} \text{氯苯} + HCl$$

苯与氟反应过于激烈,难以控制;苯与碘反应过于缓慢,一般不予研究。

甲苯在铁粉或氯化铁的催化作用下发生氯代反应,主要产物为邻氯甲苯和对氯甲苯。

$$\text{甲苯} \xrightarrow{Cl_2, FeCl_3} \text{邻氯甲苯} + \text{对氯甲苯}$$

邻氯甲苯(58%)　　　对氯甲苯(42%)

（2）硝化反应:苯与浓硫酸和浓硝酸的混合物共热,苯环上的氢原子被硝基(—NO₂)取代,生成硝基苯。有机化合物中引入硝基的反应称为硝化反应。

$$\text{苯} + HNO_3 \xrightarrow[60\ ℃]{H_2SO_4} \text{硝基苯} + H_2O$$

甲苯比苯容易硝化,主要产物为邻位和对位取代产物。

邻硝基甲苯　　　　　对硝基甲苯

（3）磺化反应：苯在加热条件下与浓硫酸反应，苯环上的氢原子被磺酸基（—SO₃H）取代生成苯磺酸。有机化合物中引入磺酸基的反应称为磺化反应。磺化反应与卤代反应、硝化反应不同，它是可逆反应，随着反应的进行，水量逐渐增多，不利于苯磺酸的生成，因此常用发烟硫酸作为磺化剂。

苯磺酸

甲苯比苯容易磺化，与浓硫酸在常温下就可以发生反应，主要产物是邻甲苯磺酸和对甲苯磺酸。

邻甲苯磺酸　　　　　对甲苯磺酸

2. 氧化反应

苯环不易被氧化，但它的同系物中含 α-H（与苯环直接相连的碳原子称为 α 碳原子，其上面的氢原子称为 α-H）的侧链烷基可以被强氧化剂氧化。例如：

苯甲酸

3. 加成反应

苯在一般的条件下难以发生加成反应，但是在催化剂、高温或光照条件下，苯也能与氢或氯等发生加成反应。

环己烷

知识拓展

稠环芳香烃

由两个或两个以上的苯环共用两个邻位碳原子而成的多环芳香烃称为**稠环芳香烃**。重要的稠环芳香烃有萘、蒽和菲,它们都存在于煤焦油中,是医药、燃料的重要原料。

一、萘

萘是最简单的稠环芳香烃,其分子式为 $C_{10}H_8$。常温下,萘是一种白色片状晶体,熔点为 80.6 ℃,沸点为 218 ℃,具有特殊的气味,能挥发,易升华,不溶于水。萘是重要的化工原料。

1. 萘的结构

萘的分子结构是平面的,可看成由两个苯环稠合而成,其结构式和碳原子的编号表示如下:

结构中标号为1、4、5、8的碳原子都与共用碳原子直接相连,称为 α 碳原子;标号为2、3、6、7的碳原子称为 β 碳原子。因此萘的一元取代物有两种位置异构体,即 α-取代物和 β-取代物。例如:

α-氯萘/1-氯萘   β-氯萘/2-氯萘

2. 萘的化学性质

萘的化学性质基本与苯相似,也容易发生取代反应,分子中的 α 位比 β 位容易进行反应。例如:

二、蒽和菲

蒽和菲的分子式都是 $C_{14}H_{10}$,它们互为同分异构体,两者都由三个苯环稠合而成。蒽是直线稠合,菲为角式稠合。其结构式如下:

蒽 菲

蒽和菲都存在于煤焦油中,它们都是无色晶体,均溶于苯中。

研究菲的结构在生物医药方面具有重要意义。对生物机体有重要作用的许多天然化合物,如胆固醇、胆酸、性激素等,分子结构中都含有菲型结构的碳骨架。

环戊烷多氢菲

含有环戊烷多氢菲的化合物称为甾体化合物。

点 滴 积 累

一、有机化合物概述

1. 碳氢化合物及其衍生物称为有机化合物,简称有机物。

2. 有机化合物中碳原子间存在单键、双键、三键,且存在同分异构现象。

3. 有机化合物按碳骨架的形状可分为

$$
\text{有机化合物}
\begin{cases}
\text{链状化合物(脂肪族化合物)} \\
\text{环状化合物}
\begin{cases}
\text{碳环化合物}
\begin{cases}
\text{脂环族化合物} \\
\text{芳香族化合物}
\end{cases} \\
\text{杂环化合物}
\end{cases}
\end{cases}
$$

二、饱和链烃

1. 甲烷是最简单的烷烃,分子式为 CH_4,空间结构为正四面体。

2. 烷烃的通式为 C_nH_{2n+2}。结构相似且具有同一通式,组成上相差一个或者多个 CH_2 的一系列化合物叫作同系列,同系列中的化合物互称同系物。

3. 烷烃的命名分为普通命名法和系统命名法,其中系统命名法具体步骤为选主链→主链碳原子编号→定名称。

4. 常温下,烷烃的化学性质稳定,在光照、高温或催化剂作用下可发生取代反应。

三、不饱和链烃

1. 分子中含有碳碳双键(C=C)或碳碳三键(—C≡C—)的烃叫作不饱和烃,包括烯烃和炔烃。最简单的烯烃是乙烯,其分子式为 C_2H_4,结构简式为 $CH_2\!=\!CH_2$;最简单的炔烃是乙炔,分子式为 C_2H_2,结构简式为 $CH\!\equiv\!CH$。

2. 烯烃的系统命名法与烷烃相似。

3. 烯烃和炔烃分子中均含有易断裂的 π 键,所以它们的化学性质相似且比烷烃活泼,容易发生加成、氧化和聚合等反应。

（1）加成反应。

$$CH_2 =\!\!=\!\!= CH_2 + H_2 \xrightarrow{\text{催化剂}} CH_3—CH_3$$

$$R—C \equiv CH \xrightarrow[\text{催化剂}]{H_2} R—CH =\!\!=\!\!= CH_2 \xrightarrow[\text{催化剂}]{H_2} RCH_2CH_3$$

（2）聚合反应。

$$nCH_2 =\!\!=\!\!= CH_2 \xrightarrow[75\ ℃,0.1\sim1\ \text{MPa}]{\text{催化剂}} {+\!CH_2—CH_2\!+}_n$$

四、芳香烃

1. 芳香烃可以分为单环芳香烃和多环芳香烃。苯是最简单也是最重要的芳香烃,分子式为 C_6H_6。苯及苯的同系物的通式为 $C_nH_{2n-6}(n \geqslant 6)$。

2. 常见的苯的同系物及名称如下所示。

3. 苯及其同系物的化学性质比较稳定,通常表现为易取代、难加成、难氧化,在一定的条件下能发生卤代、硝化和磺化等取代反应。

目标检测

一、单项选择题

1. 下列物质中属于有机化合物的是(   )。

A. CO_2 B. CH_4 C. H_2SO_4 D. HNO_3

2. 下列关于有机化合物的特性错误的是(   )。

A. 难溶于水,易溶于有机溶剂   B. 熔点、沸点较低

C. 容易导电   D. 易燃烧,稳定性差

3. 下列化合物不属于烃的是(   )。

A. CH_3CH_3 B. C_4H_8 C. C_2H_2 D. CH_3OH

4. 官能团—$C \equiv C$—的名称为(   )。

A. 碳碳二键　　　　B. 碳碳三键　　　　C. 醛基　　　　D. 酮基

5. 天然气的主要成分是(　　)。

A. CH_4　　　　B. CO　　　　C. H_2　　　　D. C_2H_6

6. 下列有机化合物中属于烯烃的是(　　)。

A. CH_4　　　　B. C_2H_6　　　　C. C_2H_4　　　　D. C_2H_2

7. 下列物质中能用作肠道润滑的缓泻剂的是(　　)。

A. 石油醚　　　　B. 液体石蜡　　　　C. 凡士林　　　　D. 石蜡

8. 下列物质中能与酸性高锰酸钾溶液反应而使紫红色立即褪去的是(　　)。

A. 乙烷　　　　B. 己烷　　　　C. 石蜡　　　　D. 乙烯

9. 下列物质中能与烷烃发生取代反应的是(　　)。

A. CO　　　　B. CO_2　　　　C. Cl_2　　　　D. H_2

10. 下列关于苯的说法错误的是(　　)。

A. 苯及其同系物的组成通式为 C_nH_{2n-6}

B. 苯及其同系物一般是无色有特殊气味的液体,能溶于水,具有毒性

C. 在铁粉或卤化铁的催化作用下,苯和氯或溴反应生成氯苯或溴苯

D. 苯在加热条件下与浓硫酸反应,苯环上的氢原子被磺酸基取代生成苯磺酸

二、填空题

1. 我们将_____及其衍生物称为有机化合物,有机化合物的主要组成元素有_____、_____、_____、_____等。

2. 分子中只含有_____两种元素的有机化合物叫碳氢化合物,简称烃。

3. 最简单的烷烃是_____,分子式是_____。烷烃的通式为_____。

4. 有机化合物分子中的某些原子或原子团被其他原子或原子团所代替的反应称为_____。有机化合物分子中碳碳双键或碳碳三键上的 π 键断裂,加入其他原子或原子团的反应,称为_____。

5. 最简单的芳香烃是_____,它的分子式为_____,结构式为_____。

6. 苯环上的2个氢原子被烷基取代而形成的化合物称为二元烷基苯,根据2个烷基的相对位置不同可分为_____、_____、_____。

三、简答题

1. 用系统命名法写出下列化合物的名称。

(1) $CH_3—\overset{\displaystyle CH_3}{\underset{\displaystyle CH_3}{C}}—CH_2—CH_3$

(2) $CH_3—\underset{\displaystyle CH_3}{CH}—CH_2—\underset{\displaystyle CH_2CH_3}{CH}—CH_3$

(3) $CH_3—\underset{\displaystyle CH_3}{C}=CH—CH_2—CH_3$

(4) $CH_3—C≡C—\underset{\displaystyle CH_3}{CH}—CH_3$

(5) ⬡—$CH=CH_2$

(6) 间二甲苯结构式

2. 写出下列化合物的结构简式。

（1）2,3-二甲基戊烷 　　　　　（2）3-甲基-1-丁烯

（3）乙苯 　　　　　　　　　　（4）均三甲苯

3. 写出下列反应的化学方程式。

（1）甲烷与氯气在光照下的反应。

（2）乙烯与氢气的加成反应。

（3）乙烯的聚合反应。

（4）苯的硝化反应。

（5）苯的磺化反应。

（刘　艳）

Note

第五章 醇、酚、醚

学习目标

掌握:醇、酚、醚的结构、分类和命名。

熟悉:醇、酚的性质。

了解:常见的醇、酚、醚在医学上的应用。

醇、酚、醚都是由碳、氢、氧组成的有机化合物,属于烃的含氧衍生物,在医药上有着广泛的用途。本章主要介绍醇、酚、醚的结构、分类、命名和性质,以及一些重要的醇、酚、醚在医学上的应用。

第一节 醇

导学情景

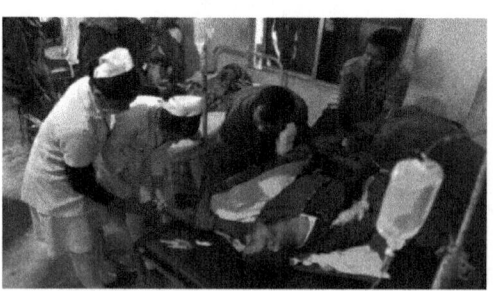

2019 年 2 月,印度北方邦和北阿肯德邦发生严重的假酒事件,造成近 100 人死亡。由于管控不严,这类事件在印度时有发生。据不完全统计,自 20 世纪 70 年代以来,印度全国共发生过数十起大规模假酒中毒事件,死亡人数从几十人到几百人不等。

这类假酒中通常掺兑工业酒精,含有对人体有害的甲醇,轻者造成失明,重者可致人死亡。酒精是乙醇的俗称,乙醇与甲醇同属于一类非常重要的有机化学物质——醇类。本节学习醇类化合物的相关知识。

一、醇的结构、分类与命名

（一）醇的结构

醇分子中都含有羟基（—OH），**脂肪烃、脂环烃或芳香烃侧链上的氢原子被羟基取代后生成的化合物称为醇**。羟基是醇的官能团，称为醇羟基。例如：

$$CH_3—OH$$

甲醇

环己醇

苯甲醇

（二）醇的分类

醇有三种分类方法。

（1）根据羟基所连接的烃基种类不同，醇可分为脂肪醇、脂环醇和芳香醇。脂肪醇又可分为饱和脂肪醇和不饱和脂肪醇。例如：

$$CH_3—CH_2—CH_2—OH \qquad H_2C=CH—CH_2—OH$$

饱和脂肪醇　　　　　　　不饱和脂肪醇　　　　　脂环醇　　　　　芳香醇

（2）根据分子中所含羟基的数目不同，醇可分为一元醇、二元醇、多元醇等。分子中含三个或三个以上羟基的醇称为多元醇。例如：

$$CH_3—CH_2—OH$$

乙醇　　　　　　　　乙二醇　　　　　　　　丙三醇

（3）根据羟基所连接的碳原子的种类不同，醇可分为伯醇、仲醇和叔醇。例如：

$$R—CH_2—OH$$

伯醇　　　　　　　　　仲醇　　　　　　　　　叔醇

上式中的 R_1、R_2、R_3 可以相同，也可以不同。例如：

$$CH_3—CH_2—OH$$

（三）醇的命名

1. 普通（习惯）命名法

根据烃基名称，直接称为"某醇"，"基"字可以省略，适用于结构简单的醇。例如：

$$CH_3—CH_2—CH_2—OH$$

正丙醇　　　　　　　　异丙醇　　　　　　　　叔丁醇

2. 系统命名法

适用于结构复杂的醇。

（1）选择含有羟基的最长碳链为主链，根据主链上碳原子的数目称为"某醇"。

（2）从靠近羟基的一端给主链碳原子依次编号，羟基的位置用阿拉伯数字表示，写在"某醇"的前面，并用半字线相连，如果羟基的位次在第一位，可省略。

（3）若主链上还有支链，将支链作为取代基，其位次、数目、名称写在"某醇"之前，并用半字线相连。

（4）芳香醇命名时，以侧链脂肪烃基为母体，将芳基作为取代基来命名。

（5）多元醇命名时，将羟基的数目用中文数字标出。

3-甲基丁醇　　　　　　　　　3-甲基-2-丁醇

2-苯基-2-丙醇　　　　　　　　丙三醇

课堂互动

指出下列化合物中哪些属于醇，并命名。

二、醇的性质

含 1～3 个碳原子的低级一元醇为挥发性无色透明液体，具有特殊的气味，能与水以任意比例混溶。含 4～11 个碳原子的醇是带有臭味的油状液体，含 12 个及 12 个以上碳原子的高级醇是蜡状固体。醇在水中的溶解度随相对分子质量增大而减小，癸醇以上的醇基本上不溶于水，但易溶于有机溶剂。

醇的化学性质主要由其官能团羟基（—OH）决定，羟基比较活泼，反应主要发生在羟基以及与其相连的碳原子上。

1. 与活泼金属的反应

醇与水一样，羟基中的氢原子可被活泼金属钠或钾等取代，同时放出氢气。

$$2R\text{—}OH + 2Na \longrightarrow 2R\text{—}ONa + H_2\uparrow$$

醇　　　　　　　　　　醇钠

2. 氧化反应

受到羟基的影响，醇分子中与羟基相连接的碳原子上的氢原子比较活泼，容易发生氧化反应。

伯醇或仲醇可以被氧化剂氧化,伯醇氧化生成醛,醛进一步被氧化生成羧酸。

$$R-CH_2-OH \xrightarrow{[O]} R-CHO \xrightarrow{[O]} R-COOH$$
　　　伯醇　　　　　　　醛　　　　　　羧酸

仲醇氧化生成酮。

$$CH_3-\underset{\underset{CH_3}{|}}{CH}-OH \xrightarrow{KMnO_4,H^+} CH_3-\overset{\overset{O}{\|}}{C}-CH_3$$

伯醇、仲醇在催化剂铜或银存在时,高温下发生脱氢反应,分别生成醛和酮。在有机化学中,物质发生脱氢的反应也称为氧化反应。叔醇因分子中没有 α-H,不发生脱氢反应。

在重铬酸钾或高锰酸钾的酸性溶液等强氧化剂的作用下,伯醇可被氧化生成羧酸。

知识链接

　　交警可以利用酒精检测仪检查驾驶员是否酒后驾车,工作原理:如果驾驶员呼出气体的酒精浓度超过所规定的限量,红色的三氧化铬可被还原生成绿色的 Cr^{3+},在几秒内即可发生明显的颜色变化,仪器就会显示,从而检测人体呼出气体中的酒精浓度。酒精浓度为 0.20～0.80 mg/mL 属于酒后驾车,大于等于 0.80 mg/mL 属于醉酒驾车。

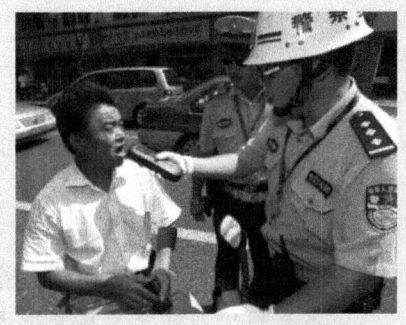

$$乙醇 + CrO_3 \longrightarrow 乙醛(或乙酸) + Cr^{3+}$$
　　红色　　　　　　　　　　绿色

3. 脱水反应

醇在浓硫酸催化下发生脱水反应。脱水反应有两种方式,一种是分子内脱水生成烯烃,另一种是分子间脱水生成醚。

$$\underset{\underset{\boxed{H \quad OH}}{|\quad\;\;|}}{CH_2-CH_2} \xrightarrow[170\ ℃]{浓\ H_2SO_4} H_2C=CH_2 + H_2O$$
　　　　　　　　　　　　　乙烯

$$CH_3CH_2-O\boxed{-H+HO-}CH_2CH_3 \xrightarrow[140\ ℃]{浓\ H_2SO_4} CH_3CH_2-O-CH_2CH_3 + H_2O$$
　　　　　　　　　　　　　　　　　　　　　　乙醚

反应温度不同,醇脱水反应的产物不同,低温有利于生成醚,高温有利于生成烯烃。

课堂互动

1. 醇在催化剂存在下可以被氧化,乙醇氧化生成_____。

2. _____氧化后生成醛,_____氧化后生成酮,_____不易被氧化。

3. 乙醇和浓硫酸共热下发生脱水反应。加热到 140 ℃时发生_____脱水,生成_____;加热到 170 ℃时发生_____脱水,生成_____。

Note

三、医学常见的醇

（一）甲醇（CH_3OH）

甲醇最早由木材干馏而得，故又称为木醇或木精，是最简单的饱和一元醇。甲醇为无色透明有酒味的液体，沸点为 64.5 ℃，易挥发。甲醇的毒性很强，主要作用于神经系统，可使视神经萎缩，误服 10 mL 可导致失明，30 mL 使人中毒死亡。

（二）乙醇（CH_3CH_2OH）

乙醇是酒的主要成分，因此乙醇俗称酒精，啤酒含酒精 3%～5%，葡萄酒含酒精 6%～20%，黄酒含酒精 8%～15%，白酒含酒精 40%～70%（以上均为体积分数）。乙醇是无色、易挥发、易燃、有特殊香味的液体，沸点为 78.5 ℃，能与水以任意比例混溶，是良好的有机溶剂。乙醇在医药上用途广泛，也是重要的化工原料。

不同浓度的乙醇在医药上用途不尽相同。0.995 的乙醇称为无水乙醇，主要用作化学试剂。0.95 的乙醇为药用乙醇，用于配制消毒酒精和擦浴酒精等。由于中药的多种成分都易溶于乙醇，因此乙醇常用作溶剂，如配制碘酊（俗称碘酒），即碘和碘化钾的乙醇溶液。0.75 的乙醇是最常用的皮肤消毒剂；0.50 的乙醇用来按摩后背及受压部位，促进血液循环，可预防压疮；0.25～0.35 的乙醇可用于擦浴，使高热患者降温。

知识链接

是不是乙醇的浓度越高，消毒作用越好？

不是的！乙醇分子具有很大的渗透能力，它能通过细菌表面的膜，进入细菌内部，使构成细菌的蛋白质脱水、凝固和变性，将细菌杀死。若乙醇浓度太高，会使蛋白质凝固的作用增强，菌体表面迅速凝固，形成一层保护膜，阻止了乙醇继续向菌体内部渗透。细菌内部的细胞不能彻底杀死，待到适当时机，细菌细胞可能重新复活。浓度低于 0.70 的乙醇因为浓度太低，侵入细胞内部的能力弱，不能有效地灭菌。因此，只有使用浓度为 0.70～0.75 的乙醇，才能既使组成细菌的蛋白质凝固，又不形成包膜，使乙醇继续向内部渗透而彻底消毒杀菌。

（三）丙三醇（$\begin{matrix} CH_2-CH-CH_2 \\ | \quad\ | \quad\ | \\ OH \quad OH \quad OH \end{matrix}$）

丙三醇俗名甘油，是无色、黏稠、有甜味的液体，能与水以任意比例混溶。甘油有润肤作用，是护肤霜的成分之一。但它有很强的吸湿性，对皮肤产生刺激，所以使用时先用适量水稀释。甘油与新配制的氢氧化铜溶液反应生成深蓝色的甘油铜，利用这一反应可以鉴别甘油，其他多元醇也可以与氢氧化铜溶液反应。

甘油在药剂上可用作溶剂，临床上常用 0.50 的甘油溶液灌肠以治疗便秘。甘油三硝酸酯（俗称硝酸甘油）是缓解心绞痛的药物。

（四）苯甲醇（—CH_2OH）

苯甲醇又名苄醇，结构简式为 C_6H_5—CH_2OH，是芳香醇中最简单的醇，存在于植物的香精油中，为无色液体，具有芳香气味，微溶于水，可与乙醇、乙醚混溶。

苯甲醇具有微弱的麻醉作用和防腐功能。苯甲醇注射液为注射用盐酸大观霉素的溶剂，具有镇痛作用，可减少注射时的疼痛，因此含苯甲醇的注射用水称为无痛水。2005 年以前，注射青霉素时，为减轻注射时的疼痛，常用苯甲醇进行麻醉。然而临床上发现其能导致周围肌肉的坏死，严重者影响骨骼的发育。2005 年，国家药监局明确禁止苯甲醇作为青霉素溶剂注射使用。

（五）甘露醇和山梨醇（$C_6H_{14}O_6$）

甘露醇 山梨醇

甘露醇又名己六醇，为白色结晶性粉末，略有甜味，易溶于水。甘露醇广泛存在于植物中，许多蔬菜及果实中都含有它。甘露醇是常用的脱水药和利尿药，20％的甘露醇溶液是常用的高渗溶液，可以静脉滴注，使脑实质及周围组织脱水，从而降低颅内压，以消除脑水肿，使用时必须快速滴注。5％～15％的甘露醇可用于口服，起到渗透性腹泻作用，清洁肠道。

山梨醇为甘露醇的异构体，作用与甘露醇相似但较弱。适用于治疗脑水肿及青光眼，也可用于心肾功能正常患者水肿、少尿的治疗。

课堂互动

1. 写出下列物质的结构简式：乙醇_____甘油_____甲醇_____。
2. 临床上作为消毒剂的乙醇浓度为_____，擦浴的乙醇浓度为_____。
3. 丙三醇俗名_____，具有_____性，使用前要_____，临床上常用其浓度为_____的水溶液灌肠以治疗便秘。
4. 下列物质中有麻醉作用的是（　　）。
A. 丙三醇　　　　　　B. 乙醇　　　　　　　C. 苯甲醇　　　　　　D. 甘露醇
5. 下列物质中可作脱水药的是（　　）。
A. 甲醇　　　　　　　B. 甘油　　　　　　　C. 苯甲醇　　　　　　D. 甘露醇

知识拓展

木糖醇——糖尿病患者的甜味剂

1，2，3，4，5-戊五醇是从白桦树、橡树、玉米、甘蔗等植物中提取出来的一种甜味剂，又称木糖醇。

糖尿病患者的无糖食品一般是指不含蔗糖、葡萄糖、麦芽糖、果糖等的甜味食品，但是无糖食品应含有木糖醇、山梨醇等适宜糖尿病患者食用的甜味剂。木糖醇是人体糖类代谢的中间体,可以在体内缺少胰岛素的情况下,透过细胞膜被组织吸收利用,促进肝糖原合成,供给细胞营养和能量,且不会引起血糖值升高,能够消除糖尿病患者的三多症状(多食、多饮、多尿),是最适合糖尿病患者食用的营养性的食糖代替品。

木糖醇的防龋齿特性也非常好。首先木糖醇不能被口腔中产生龋齿的细菌利用,其次咀嚼木糖醇口香糖时,能促进唾液分泌,冲洗口腔、牙齿中的细菌,抑制了细菌在牙齿表面的吸附,防止龋齿和减少牙斑的产生。使用木糖醇口香糖时,要掌握好咀嚼次数和咀嚼时间。饭后和吃完零食之后马上咀嚼效果最佳,临睡前咀嚼一块木糖醇口香糖效果更好,可以有效达到防龋作用。

第二节　酚

 导学情景

苹果、梨等水果切开后,放一会儿后会变色,土豆、茄子等蔬菜也有类似情况,这是什么原因呢?

这是由于这些水果和蔬菜中含有酚类物质,削皮后暴露在空气中,酚类物质在酶的作用下被氧化,产生大量的醌类物质,使得水果或者蔬菜变色,同时外层的营养成分也有所降低。

所以,水果、蔬菜削皮后最好立即吃掉。控制变色的简便办法是去皮后立即浸在淡盐水中,使之与空气隔绝,可以防止植物细胞中酚类物质被氧化,但是不宜浸泡过久,避免营养成分丢失。

本节学习酚类化合物的相关知识。

一、酚的结构、分类与命名

(一) 酚的结构

芳香烃分子中苯环上的氢原子被羟基(—OH)取代后生成的化合物称为酚。一元酚的通式为 Ar—OH。酚中的羟基称为酚羟基,酚羟基是酚的官能团,例如:

（二）酚的分类

根据分子中所含酚羟基的数目,可分为一元酚、二元酚、多元酚等,多元酚指含有三个或三个以上酚羟基的酚,如苯三酚。

（三）酚的命名

1. 一元酚的命名

以苯酚为母体,苯环上的其他原子、原子团作为取代基,从酚羟基所连接的苯环碳原子开始,用阿拉伯数字编号,同时遵循系统命名法的一般原则,也可用邻、间、对表示取代基与酚羟基的相对位置。例如:

苯酚　　　　　　3-甲酚(间甲酚)　　　　　3,4-二甲基苯酚

2. 二元酚的命名

以苯二酚为母体,酚羟基间的相对位置用阿拉伯数字或邻、间、对等字表示。例如:

OH	OH	OH

1,2-苯二酚　　　　1,3-苯二酚　　　　1,4-苯二酚
邻苯二酚　　　　　间苯二酚　　　　　对苯二酚

3. 三元酚的命名

以苯三酚为母体,酚羟基间的相对位置用阿拉伯数字或连、偏、均等字表示。例如:

1,2,3-苯三酚　　　　1,3,5-苯三酚　　　　1,2,4-苯三酚
连苯三酚　　　　　　均苯三酚　　　　　　偏苯三酚

二、酚的性质

（一）物理性质

常温下,大多数酚为无色晶体,有特殊气味,对眼睛、呼吸道黏膜及皮肤有刺激性和腐蚀作用。酚在空气中易被氧化,所以常带有不同程度的黄色或红色。一元酚由于苯环的存在,微溶于水或者不溶于水,易溶于乙醇、乙醚等有机溶剂。

（二）化学性质

酚和醇都含有羟基,因此具有相似的化学性质,如都能和活泼金属反应放出氢气,但由

Note

于酚羟基和醇羟基所连接的基团不同,化学性质又有明显的差异。在酚的结构中,由于苯环和羟基相互影响,酚羟基比醇羟基更活泼,酚具有一些醇不具备的特性。

1. 弱酸性

酚羟基中的氢容易电离成为氢离子,因此酚具有弱酸性,酚的酸性比醇强,不仅能和活泼金属反应,还能和强碱发生中和反应生成盐。

$$2\ \underset{\text{苯酚}}{C_6H_5OH} + 2Na \longrightarrow 2\ \underset{\text{苯酚钠}}{C_6H_5ONa} + H_2\uparrow$$

$$C_6H_5OH + NaOH \longrightarrow C_6H_5ONa + H_2O$$

苯酚的酸性很弱,其酸性大于醇和水,但比碳酸弱。它不溶于碳酸氢钠溶液,也不能使石蕊试纸变色。当向苯酚钠溶液中通入 CO_2 时,由于碳酸的酸性比苯酚强,所以苯酚析出而出现混浊。

$$C_6H_5ONa + CO_2 + H_2O \longrightarrow C_6H_5OH + NaHCO_3$$

2. 与三氯化铁的显色反应

酚能与三氯化铁发生显色反应,不同的酚与三氯化铁溶液作用呈现不同的颜色,可以鉴别酚的存在。如苯酚、间苯二酚和1,3,5-苯三酚与三氯化铁溶液作用显紫色,甲酚显蓝色,邻苯二酚、对苯二酚显绿色。这个反应非常灵敏,常用于酚类的鉴别。醇不能发生此类反应,可根据此显色反应区分醇和酚。

3. 苯环上的取代反应

由于酚羟基对苯环的影响,苯环上的氢原子容易和卤素、硝酸等发生取代反应。

苯酚溶液与溴水作用,立即生成2,4,6-三溴苯酚的白色沉淀。

$$C_6H_5OH + 3Br_2 \longrightarrow \underset{\text{(2,4,6-三溴苯酚)}}{C_6H_2Br_3OH}\downarrow + 3HBr$$

此反应非常灵敏,可用于检验苯酚的存在与否。

4. 氧化反应

苯酚在空气中容易被氧化,变为粉红色或者红褐色,在强氧化剂作用下,生成黄色的对苯醌,故苯酚应避光储存于棕色试剂瓶中。

课堂互动

1. 能与溴水发生取代反应的是(　　)。

A. CH_3OH　　　　B. $CH_3CH_2CH_3$　　　　C. CH_3CH_2OH　　　　D. $C_6H_5—OH$

2. 加溴水于苯酚溶液中,立即出现(   )。

A. 黄色沉淀   B. 红色沉淀   C. 棕色沉淀   D. 白色沉淀

3. 不能与金属钠发生反应的是(   )。

A. 甘油   B. C_6H_5—OH   C. CH_3CH_2OH D. $CH_3CH_2CH_3$

4. 能与 $FeCl_3$ 发生显色反应的是(   )。

A. 苯酚   B. 甲醇   C. 乙醇   D. 甘油

三、医学常见的酚

（一）苯酚（⬡—OH）

苯酚俗称石炭酸,结构简式为 C_6H_5—OH。纯净的苯酚是无色结晶,室温下稍溶于水,在 65 ℃以上时可以与水混溶,易溶于乙醇、乙醚等有机溶剂。

苯酚能使蛋白质凝固变性,有杀菌能力,医药上常用作消毒剂和防腐剂,可用 2％～5％的水溶液进行手术器具消毒及排泄物处理,中耳炎可用 1％～2％的苯酚甘油滴耳,2％的苯酚软膏可用于皮肤杀菌和止痒。苯酚对组织的穿透力强,只能在小面积皮肤上使用,浓度高于 2％的苯酚浓溶液对皮肤有腐蚀性,使用时应小心,如果沾到皮肤上,可用消毒酒精洗去。

知识链接

外科消毒之父

苯酚又称石炭酸,是德国化学家龙格于 1834 年在煤焦油中发现的,但在发现它之后的 30 多年,苯酚并没有发挥作用。首次使苯酚的消毒作用声名远扬的是英国外科医生里斯特,他被称为"外科消毒之父"。

19 世纪初,医院刚建立不久,设备很差,许多患者手术后因伤口化脓感染而死,1865 年里斯特首先提出,缺乏消毒剂是外科手术发生感染的主要原因。里斯特热爱科学,喜欢观察和思考,他偶然发现在化工厂附近的污水沟里,沟水清澈,浮在水面上的草根很少腐烂。调查发现,这是由于化工厂流出的苯酚进入了水沟里。于是,里斯特对苯酚产生了兴趣,经过研究发现它具有很强的杀菌作用。里斯特决定将它用到临床手术中。

1865 年 8 月,里斯特给一位断腿男孩实施手术,在手术前,里斯特将苯酚水溶液喷洒在空气中,又喷洒在手术器械、绷带、棉花上,做手术前让医生用它洗手和清洗患者伤口。这是世界上第一例在临床上采用消毒法的手术。这个手术空前成功,男孩的伤口很快痊愈了。里斯特再做其他外科手术时也采用了这些措施,手术后,创口感染致死的病例大大减少。

外科消毒法的发明是里斯特对人类的一大贡献,数百年来,挽救了无数人的生命。但苯酚对人体有腐蚀刺激作用,而且毒性强,并不是理想的消毒剂,逐渐被新型消毒剂取代,最终形成了现代消毒法。

（二）甲酚

甲酚,又称煤酚,有三种同分异构体。

OH
CH₃

OH
CH₃

OH
CH₃

邻甲酚   间甲酚   对甲酚

（沸点 191 ℃）   （沸点 203 ℃）   （沸点 202 ℃）

由于三种甲酚的沸点相近,不易分离,实际上常使用它们的混合物。甲酚的杀菌能力比苯酚强,腐蚀性和毒性较低,是常用的消毒防腐剂。因为甲酚难溶于水,能溶于肥皂溶液,故常配成 50% 的肥皂溶液,称为甲酚皂溶液,俗称"来苏儿",用于器械消毒和环境消毒,使用时需加水稀释至 2%～5%。

（三）苯二酚

OH
OH

OH
OH

OH
OH

邻苯二酚   间苯二酚   对苯二酚

苯二酚有邻、间、对三种异构体,它们都是无色结晶。邻苯二酚又称儿茶酚,存在于许多植物中,它的重要衍生物肾上腺素,有升高血压和止喘的作用。间苯二酚又称树脂酚或雷琐辛,由人工合成,具有杀灭细菌和真菌的作用,刺激性较小,在临床上用于治疗皮肤病,如湿疹、癣病等。对苯二酚俗名氢醌,存在于植物中,具有很强的还原性,常用作显影剂。

（四）维生素 E

维生素 E 又名生育酚,为黄色油状物,是天然存在的酚,广泛存在于植物中,在麦胚油中含量最高,豆类及蔬菜中含量也很丰富。维生素 E 在自然界中有多种异构体,其中 α-生育酚活性最高,临床用于治疗先兆流产和习惯性流产。此外,维生素 E 可作为一种自由基的清除剂,减少自由基对机体的损伤而具有延缓衰老的作用。

H₃C

CH₃

CH₃

CH₃

HO

CH₃

CH₃

CH₃

CH₃

维生素 E（α-生育酚）

课堂互动

1. 甲酚俗称_____,有_____、_____和_____三种同分异构体。

2. 来苏儿是浓度为_____的_____溶液,可用于_____和_____消毒。

3. 邻苯二酚,又称儿茶酚,它的重要衍生物_____具有升高血压和止喘的作用。

Note

神奇的茶多酚

　　茶多酚，别称茶单宁，粉状固体或结晶，由30种以上的多酚类物质组成，是茶叶中有效营养成分，其有涩味，易溶于水、乙醇，微溶于油脂，其水溶液呈淡黄色至茶褐色，略带茶香。茶多酚在茶叶中的含量一般为20%～35%，绿茶的茶多酚含量最高，普洱茶中茶多酚含量也非常高。

　　茶多酚具有较强的抗氧化作用，具解毒和抗辐射作用，能有效地阻止放射性物质侵入骨髓，被健康及医学界誉为"辐射克星"。

	茶多酚的用途	
抗氧化，防病抗病，延缓衰老		调节血脂，预防心脑血管疾病
增强免疫、预防肿瘤		抑制高血压
抗辐射、减轻放疗反应		抑制血糖升高
利尿通便、养颜美容		防止脑卒中
减肥瘦身		防止血栓
防龋齿、清除口臭		预防肾病
对重金属中毒的解毒作用		抗过敏及消炎作用
能有效减少烟酒对人的危害		抗菌、抗病毒作用

第三节　醚

导学情景

　　有些电影、电视剧里面，只要拿毛巾蘸一些乙醚捂在被害人的口鼻处，便能使其立刻昏倒，听起来让人不寒而栗。实际上乙醚虽然有麻醉作用，但用乙醚麻醉犯罪的案例并不多见。因为乙醚的刺激性大，很远便能闻到一股异味，并且乙醚易挥发，只要浓度不是很大，受害者在空气中呼吸几分钟便能清醒过来。使用乙醚进行犯罪大多伴有暴力，乙醚有刺激的味道，通常闻到此类气味时，人很自然就会屏气或避让，不可能大量吸入呼吸道内,如果不是强迫受害人吸入,乙醚是很难发挥作用的,传说的一闻就昏迷的药物并不存在。

本节学习醚类化合物的相关知识。

一、醚的结构、分类与命名

醚可看作是两个烃基通过一个氧原子连接起来的化合物。其结构通式为$(Ar)R—O—R'(Ar')$。醚的官能团为醚键($—O—$)。

醚分子中与氧相连的两个烃基相同的称为单醚;两个烃基不同的称为混醚。

单醚的命名在醚字前面加烃基的名称,表示两个相同烃基的"二"字可省略;混醚必须把两个烃基的名称都表示出来,将较小烃基的名称放在较大烃基名称的前面,芳香烃基的名称放在脂肪烃基名称的前面。例如:

$$CH_3—O—CH_3 \qquad CH_3CH_2—O—CH_2CH_3$$

甲醚　　　　　　　　　　　乙醚　　　　　　　　　　　二苯醚

$$CH_3—O—CH_2CH_3$$

甲乙醚　　　　　　　　　　苯乙醚　　　　　　　　　对甲基苯乙醚

课堂互动

1. 醚的官能团是_____。
2. 命名下列化合物。

$$CH_3CH_2—O—CH_2CH_3 \qquad CH_3CH_2—O—CH_3$$

二、醚的性质

（一）物理性质

除了甲醚和甲乙醚在常温下为气体外,其余的醚多是无色液体,有特殊气味,沸点比含相同数目碳原子的醇低得多,醚在水中的溶解度比烷烃大。

（二）化学性质

醚是一类不活泼的化合物,稳定性仅次于烷烃。醚对氧化剂较稳定,但醚与空气较长时间接触易被氧化生成过氧化物。例如:乙醚在空气中久置后产生过氧乙醚,过氧乙醚不稳定,加热时易分解而发生爆炸,因此,醚类应尽量避免暴露在空气中,一般应放在棕色玻璃瓶中,避光保存。过氧化物的沸点比醚高,受热易分解爆炸,所以使用前须检验是否有过氧化物存在。

三、医学常见的醚

（一）乙醚（$CH_3CH_2OCH_2CH_3$）

乙醚是无色易挥发液体,沸点为 34.6 ℃,为常用的溶剂,但由于它易燃易爆,使用时应注意防火。乙醚化学性质稳定,又可溶解许多有机物,因此是一种良好的有机溶剂。

乙醚是最早被使用的吸入性全身麻醉剂,其麻醉效能强,安全范围广,有良好的肌松作用。但其存在麻醉诱导及苏醒迟缓副作用,其特殊刺激性臭味令患者难以接受,术后恶心、呕吐和肠麻痹发生率高,因而被更好的麻醉剂所取代。

(二)安氟醚和异氟醚

安氟醚又名恩氟烷,异氟醚又名异氟烷。其结构式如下:

安氟醚　　　　　　　　　　　　　　　异氟醚

两者互为同分异构体。安氟醚是无色挥发性液体,有果香味,沸点为 57 ℃。异氟醚是无色、透明的液体,略带刺激性醚样臭味。两者性质稳定,都是目前临床上常用的吸入性全身麻醉剂。

课堂互动

1. 乙醚的官能团是_____。
2. 乙醚化学性质_____,具有_____作用,但是副作用较大。

知识拓展

乙醚麻醉剂的发现

威廉·莫顿(1819—1868),美国牙科医生,世界上最早将乙醚麻醉应用于外科手术的人。18世纪以前,由于没有麻醉剂,外科手术是一件非常可怕的事情。为了做手术,有的医生用绞勒的方法使患者暂时窒息;有的干脆用一根木棒猛击患者的头顶,使患者失去知觉……这些野蛮的做法给患者带来了巨大的痛苦,有的甚至因此而丧失生命。

威廉·莫顿做牙医时,受到一个严重问题的困扰,即当时还没有麻醉剂,拔牙时患者疼痛难忍,很多患者对拔牙望而却步,因此莫顿立志寻找一种无痛拔牙的方法。他在医学家兼化学家查理·杰克森的建议下,用乙醚作为麻醉剂给患者拔牙获得成功。1846年10月,莫顿在麻省总医院完成了世界上第一例使用乙醚进行麻醉外科手术的公开表演。在手术前,莫顿设计了一个吸入乙醚的新装置,还准备了解毒剂。患者是一个年轻的油漆匠,要把颈上的一个肿瘤切除。当莫顿把口具套在患者口鼻上开始麻醉后,很快患者睡着了。然后瓦伦医师开始手术,当切下去一刀后,瓦伦看了一下患者的脸,见患者并无异样,在睡眠中微笑着。当将

Note

肿瘤切去,助手缝合伤口时,患者有些苏醒,莫顿问患者疼否,患者说:"疼？没有,有人抓我的脖子。"随即又进入梦乡,手术即告完毕。

1846年10月16日,在这个光辉的日子里,莫顿把人类经受手术痛苦的历史划分为两个时代。乙醚麻醉的成功标志着近代麻醉史的开端,莫顿被认为是临床麻醉第一杰出人物。

 点滴积累

	醇	酚	醚
官能团	醇羟基(—OH)	酚羟基(—OH)	醚键(—O—)
通式	R—OH	Ar—OH	(Ar)R—O—R′(Ar′)
分类	1. 按烃基不同分： 脂肪醇、脂环醇、芳香醇 2. 按羟基连接碳原子种类分： 伯醇、仲醇、叔醇	按酚羟基数目分： 一元酚 二元酚 多元酚	按烃基种类分： 单醚 混醚
命名	饱和一元醇的命名： 1. 选主链(含羟基碳) 2. 主链编号(靠近羟基碳) 3. 定名称"某醇"(标明羟基位置)	一元酚的命名： 1. 以苯酚为母体 2. 编号(从羟基碳开始) 3. 定名称"某酚"	单醚:某醚 混醚:某某醚(简单的取代基在前,复杂的在后)
性质	1. 和金属钠反应 2. 氧化反应： 伯醇氧化生成醛 仲醇氧化生成酮 叔醇不易被氧化 3. 脱水反应： 分子内脱水生成烯烃 分子间脱水生成醚	1. 弱酸性： ①酸性比碳酸弱 ②与强碱氢氧化钠反应 2. 与三氯化铁发生显色反应 3. 与溴水反应生成沉淀 4. 氧化反应	性质比较稳定
重要的化合物	甲醇(木醇、木精) 乙醇(酒精) 丙三醇(甘油)：与氢氧化铜反应,生成深蓝色的溶液	苯酚(石炭酸) 甲酚(煤酚)：50%甲酚皂溶液,俗名"来苏儿"	乙醚

目标检测

一、单项选择题

1. 下列物质能与$FeCl_3$发生显色反应的是(　　　)。

A. 甲烷　　　　　B. 乙烯　　　　　C. 苯酚　　　　　D. 乙醇

Note

2. 下列化合物属于伯醇的是（   ）。

A. $CH_3—CH_2—OH$

B. $CH_3—\underset{\underset{OH}{|}}{CH}—CH_2—CH_3$

C. $CH_3—\underset{\underset{CH_3}{|}}{\overset{\overset{CH_3}{|}}{C}}—OH$

D. $CH_3—CH_2—CH_3$

3. 下列化合物中可氧化成 $CH_3—\overset{\overset{O}{\|}}{C}—CH_2—CH_3$ 的是（   ）。

A. $CH_3—CH_2—OH$

B. $CH_3—CH_2—CH_2—CH_3$

C. $CH_3—\underset{\underset{CH_3}{|}}{\overset{\overset{CH_3}{|}}{C}}—OH$

D. $CH_3—\underset{\underset{OH}{|}}{CH}—CH_2—CH_3$

4. 下列化合物能与 $Cu(OH)_2$ 反应生成蓝色溶液的是（   ）。

A. $CH_3—\underset{\underset{OH}{|}}{\overset{\overset{CH_3}{|}}{CH}}$

B. $\underset{\underset{OH}{|}}{CH_2}—\underset{\underset{OH}{|}}{CH}—\underset{\underset{OH}{|}}{CH_2}$

C. $\underset{\underset{OH}{|}}{CH_2}—\underset{\underset{OH}{|}}{CH_2}$

D. （苯酚结构，苯环—OH）

5. 能与金属钠反应的是（   ）。

A. 苯　　　　　　　B. 乙烷　　　　　　　C. 丙烯　　　　　　　D. 乙醇

6. 不能与金属钠反应的是（   ）。

A. 苄醇　　　　　　B. 乙醚　　　　　　　C. 甘油　　　　　　　D. 乙醇

7. 下列物质常温下能与水以任意比例混溶的是（   ）。

A. 乙醚　　　　　　B. 乙烷　　　　　　　C. 苯酚　　　　　　　D. 乙醇

8. 下列物质属于仲醇的是（   ）。

A. $CH_3—CH_2—OH$

B. $CH_3—\underset{\underset{OH}{|}}{\overset{\overset{CH_3}{|}}{CH}}$

C. （苯环—CH_2OH）

D. $CH_3—\underset{\underset{CH_3}{|}}{\overset{\overset{CH_3}{|}}{C}}—OH$

9. 将 CO_2 气体分别通入下列各溶液,能变浑浊的是（   ）。

A. NaOH 溶液　　　B. Na_2CO_3 溶液　　　C. （苯环—OH）溶液　　　D. （苯环—ONa）溶液

10. 下列可用溴水检验的是（   ）。

A. 苄醇　　　　　　B. 乙醚　　　　　　　C. 甘油　　　　　　　D. 苯酚

二、填空题

1. 醇、酚和醚都是烃的含_____衍生物,醇的官能团是_____,酚的官能团是_____,醚的官能团是_____。

2. 醇按其羟基所连的碳原子种类不同分为_____、_____和_____三种,按分子中羟基数目的多少又分为_____和_____、_____三类。

3. 甲醇也称_____,误饮少量可使人_____,严重时_____。

4. 乙醇也称为_____,在浓 H_2SO_4 存在下脱水,加热到_____℃时生成乙烯;加热到_____℃时发生_____脱水生成乙醚。

5. 丙三醇的俗名叫_____,具有_____性,与_____悬浊液反应生成易溶于水的溶液。

6. 苯酚的俗名叫_____,其酸性比碳酸_____,能与_____生成苯酚钠和水。

三、简答题

1. 命名下列各化合物,若是醇类,请指出它属于哪种一元醇(伯、仲、叔)。

(1) CH₃—CH—CH—CH₃
　　　　　｜　｜
　　　　CH₃　OH

(2) 　　　　OH
　　　　　｜
CH₃—C—CH—CH₂
　　｜　｜　｜
　CH₃ CH₃ CH₃

(3) CH₃—CH—CH₃
　　　　　｜
　　　　CH₃

(4) 〇—CH₂—CH—CH₃
　　　　　　　｜
　　　　　　 OH

(5) H₃C—〇—CH₂—CH₃
　　　　　 ｜
　　　　　 OH

(6) 　　　　 CH₃
　　　　　　｜
〇—C—CH₃
　　　｜
　　 OH

2. 写出下列化合物的结构式。

(1) 2-甲基-2-丁醇

(2) 2-苯基戊醇

(3) 1,3-环己二醇

(4) 2,3,4-三甲基-2-戊醇

(5) 3-甲基苯酚

(6) 对甲基苯甲醚

3. 完成下列反应式。

(1) CH₃—CH₂—OH $\xrightarrow[170\ ℃]{\text{浓 }H_2SO_4}$

(2) 〇—OH + NaOH ⟶

(3) 　　 CH₃
　　　　｜
CH₃—CH—OH $\xrightarrow{KMnO_4,H^+}$

(4) CH₃—CH₂—OH $\xrightarrow{KMnO_4,H^+}$

4. 用化学方法鉴别下列各组化合物。

(1) 苯酚和苯

（2）丙醇和甘油

（3）乙醇和乙醚

（4）乙醇和苯酚

5. 将下列化合物依据酸性由大到小排序，并说明原因。

水、乙醇、苯酚、碳酸

（宋卫萍）

第六章　醛、酮、羧酸和酯

学习目标

掌握：醛、酮、羧酸的结构、分类和命名。

熟悉：醛、酮、羧酸的性质。

了解：常见的醛、酮、羧酸在医学上的意义。

通过上一章的学习，我们知道伯醇氧化生成醛或羧酸，仲醇氧化生成酮。本章将进一步学习羧酸，羧酸在一定条件下生成酯。醛、酮、羧酸和酯都是由碳、氢、氧三种元素组成的，他们也是烃的含氧衍生物。

第一节　醛　和　酮

导学情景

　　李先生一家欢欢喜喜搬进新房，一段时间后，夫妇二人经常头晕、恶心，三岁的女儿开始咳嗽、流鼻血，全身皮疹，李先生夫妇把女儿送医院检查，医生诊断为甲醛中毒，是因新房甲醛超标所致。

　　甲醛属于致癌物质，对免疫力较低的儿童、孕妇、老人等危害更为严重，长期接触可引发胎儿畸形、鼻咽癌、脑瘤、白血病等。据统计，我国每年大约会新增 4 万白血病患者，其中过半患者年龄仅为 2～7 岁，其中有 90％的患儿入住半年内装修过的房子。因此一定请专业检测机构检测，达标后才能入住！

　　甲醛是最简单的醛，本节学习醛类物质以及与醛结构相似的酮类物质。

一、醛和酮的结构、分类与命名

（一）醛和酮的结构

羧基（$\overset{O}{\underset{}{\overset{\|}{C}}}$）是由碳原子和氧原子以双键相连而形成的原子团。醛、酮分子中均含有羧基，称为羧基化合物。

醛是羧基的碳原子分别与烃基和氢原子相连的化合物（甲醛除外）。

酮是羧基的碳原子分别与两个烃基连接的化合物。

醛、酮的通式如下：

羧基	醛	酮

醛基（$-\overset{O}{\overset{\|}{C}}-H$）是醛的官能团，可简写为$-CHO$，它一定位于碳链的首端，醛可简写为（Ar）R$-$CHO；酮基（$-\overset{O}{\overset{\|}{C}}-$）是酮的官能团，可简写为$-CO-$，它位于两个烃基之间，酮可以简写为（Ar）R$-CO-R'$（Ar$'$）。

（二）醛和酮的分类

根据羧基碳原子所连接的烃基种类不同，醛、酮可分为脂肪醛、酮和芳香醛、酮，如：

$$CH_3CH_2CH_2CHO \qquad CH_3CH_2COCH_3$$

丁醛（脂肪醛）　　　　　　　　　2-丁酮（脂肪酮）

苯甲醛（芳香醛）　　　　　　　　苯乙酮（芳香酮）

（三）醛和酮的命名

1. 脂肪醛、酮的命名

简单的脂肪醛、酮的命名，根据其碳原子数称为"某醛"或者"某酮"，例如：

$$HCHO \qquad CH_3CHO \qquad CH_3CH_2CHO \qquad CH_3COCH_3$$

甲醛　　　　　　乙醛　　　　　　丙醛　　　　　　　丙酮

复杂的脂肪醛、酮系统命名法与脂肪醇的命名法类似。

（1）选择包括羧基碳原子在内的最长碳链为主链，根据主链的碳原子数目称为"某醛"或"某酮"。

（2）从醛基一端或从靠近酮基一端开始给主链的碳原子编号，由于醛基一定在碳链的首端，故不必标明其位置，但酮基的位置必须用阿拉伯数字标明，写在"某酮"的前面，中间用短线隔开。

（3）有支链时，将支链看成取代基，将取代基的位次、名称写在醛、酮名称的前面，中间用短线隔开，例如：

Note

97

$$CH_3CHCH_2CH_2CHO$$
$$\overset{|}{CH_3}$$

4-甲基戊醛

$$CH_3CH_2CHCH_2CCH_3$$
$$\overset{|}{CH_3}\quad\overset{\|}{O}$$

4-甲基-2-己酮

2. 芳香醛、酮的命名

以脂肪醛、酮为母体,将芳香烃基作为取代基,"基"字通常可以省略,例如:

1-苯基乙酮(简称苯乙酮)

1-苯基-3-甲基-2-丁酮

2-苯(基)乙醛

二苯(基)甲酮

课堂互动

命名下列化合物。

1. $CH_3—CH_2—CHO$

2. $CH_3—\overset{\overset{\displaystyle O}{\|}}{C}—CH_3$

3. $CH_3—\overset{\overset{\displaystyle |}{CH}}{\underset{CH_3}{}}—CH_2—CHO$

4. 〔苯环〕—CHO

5. $CH_3—\overset{|}{\underset{CH_3}{CH}}—\overset{\overset{O}{\|}}{C}—\overset{|}{\underset{CH_3}{CH}}—CH_3$

6. 〔苯环〕—$COCH_3$

二、醛和酮的性质

(一)醛、酮的物理性质

常温下,除甲醛是气体外,12个碳原子以下的脂肪醛、酮都是液体,高级的醛、酮多为固体。甲醛、乙醛、丙酮等易溶于水,但随着分子中碳原子数目的增加,它们的溶解度则迅速降低。醛和酮易溶于有机溶剂。脂肪醛、脂肪酮和芳香酮都有特殊气味。

(二)醛、酮的化学性质

醛和酮的化学性质主要取决于它们的官能团,因为它们在结构上都含有羰基,因此具有许多相似的化学性质。但由于羰基所连接的基团不同,醛和酮的化学性质也有明显的差异。一般来说,醛比酮具有更大的反应活性,有些醛能进行的反应,酮不能或难以进行。

1. 加氢反应

醛和酮都含有羰基($\overset{\overset{\displaystyle O}{\|}}{C}$),碳氧双键不稳定,在一定条件下,醛、酮均可以和氢气发生加成反应生成醇。但由于醛、酮的结构不同,产物有所区别,醛加氢生成伯醇,酮加氢生成仲醇。

$$RCHO + H_2 \xrightarrow{\text{Pt(或 Ni 或 Pd)}} RCH_2OH$$

醛　　　　　　　　　伯醇

$$\begin{matrix} R \\ \diagdown \\ C{=}O + H_2 \\ \diagup \\ R' \end{matrix} \xrightarrow{\text{Pt(或 Ni 或 Pd)}} \begin{matrix} R \\ \diagdown \\ CH{-}OH \\ \diagup \\ R' \end{matrix}$$

酮　　　　　　　　　仲醇

有机化学反应中,加氢的反应称为还原反应,醛被还原生成伯醇,酮被还原生成仲醇。

醛和酮在一定条件下还能与氢氰酸、亚硫酸氢钠、醇等物质发生加成反应,在有机合成中具有重要的意义。

2. 氧化反应

醛和酮在一定条件下都能发生氧化反应。醛的羰基碳原子上直接连着氢原子,比较活泼,容易被氧化,弱氧化剂就能使醛氧化。而酮只能被强氧化剂(如高锰酸钾溶液、重铬酸钾溶液等)氧化。常见的弱氧化剂有托伦试剂、斐林试剂、班氏试剂,常用这些弱氧化剂来鉴别醛和酮。芳香醛只能和托伦试剂作用,不能和斐林试剂、班氏试剂作用,因此可区分脂肪醛和芳香醛。

(1)与托伦试剂反应:在硝酸银溶液中,逐滴滴加氨水,很快生成白色沉淀,继续滴加氨水,直到沉淀恰好消失为止,所得的无色透明溶液称为托伦试剂,继续沿着试管壁加入适量乙醛溶液,水浴加热,几分钟后,试管壁出现明亮的银镜,该反应称**银镜反应**。

酮在相同条件下不发生银镜反应,可用此反应鉴别醛和酮。

$$RCHO + 2[Ag(NH_3)_2]OH \xrightarrow{\triangle} RCOONH_4 + 2Ag\downarrow + 3NH_3\uparrow + H_2O$$

托伦试剂(银氨溶液)

(2)与斐林试剂反应:由硫酸铜溶液和酒石酸钾钠的氢氧化钠溶液,等体积混合配制而成的深蓝色透明溶液,即斐林试剂,其中 Cu^{2+} 是氧化剂,与醛作用生成砖红色的氧化亚铜沉淀。

$$RCHO + 2Cu^{2+} + 4OH^- \xrightarrow{\triangle} RCOOH + Cu_2O\downarrow + 2H_2O$$

斐林试剂　　　　　　　　　砖红色

(3)与班氏试剂反应:由柠檬酸、硫酸铜和碳酸钠配制而成的溶液即班氏试剂,它的有效成分是 Cu^{2+}。班氏试剂与醛的反应和斐林试剂相似,但是比斐林试剂更稳定,可以事先配制,直接使用,临床上可用于检测尿糖和血糖的存在。

3. 与希夫试剂反应

希夫试剂又称为品红亚硫酸试剂,是指在红色的品红水溶液中通入二氧化硫气体,使红色恰好消失而形成的无色溶液。醛与希夫试剂反应显紫红色,反应非常灵敏,而酮不发生反应,可用来鉴别醛和酮。

 课堂互动

1. 醛和酮都含有＿＿＿＿＿＿＿＿＿,因此具有相似的化学性质。

2. 醛的官能团是＿＿＿＿＿＿＿,酮的官能团是＿＿＿＿＿＿＿,醛比酮的化学性质更＿＿＿＿＿＿。

3. 醛和氢气发生加成反应生成＿＿＿＿＿＿,酮和氢气发生加成反应生成＿＿＿＿＿＿。

Note

4. 与托伦试剂发生银镜反应的是( )。

A. 乙醛　　　　　　B. 丙酮　　　　　　C. 乙醇　　　　　　D. 苯

5. 能和酮发生反应的试剂是( )。

A. 托伦试剂　　　　B. $KMnO_4$溶液　　C. 希夫试剂　　　　D. 斐林试剂

6. 临床上用于检验糖尿病患者尿中葡萄糖的试剂是( )。

A. 托伦试剂　　　　B. 班氏试剂　　　　C. Cu_2O　　　　　D. CuO

三、常见的醛和酮

(一) 甲醛(HCHO)

甲醛是最简单的醛,有毒性,常温下是一种具有强烈刺激性气味的气体,易溶于水,40%的甲醛水溶液称为福尔马林,常用作杀菌防腐剂,用于外科器械、传染病房的消毒和保存解剖标本。

甲醛的主要危害表现为对皮肤和黏膜的刺激作用。轻度的甲醛中毒可以导致结膜的充血水肿、眼干枯,或者出现呼吸道的一些症状,如咳嗽、胸闷、气喘、呼吸困难,严重时出现肝、肾功能不全,甚至导致死亡。长期接触低剂量的甲醛,青少年可以引起记忆力减退和智力的下降,儿童可能引起造血系统疾病。新装修的房间甲醛含量较高,是众多疾病的主要诱因。

(二) 乙醛(CH_3CHO)

乙醛是无色液体,具有刺激性气味,易溶于水、乙醇和乙醚。在乙醛中通入氯气,可生成三氯乙醛,三氯乙醛与水作用得到水合三氯乙醛,简称水合氯醛。水合氯醛为无色透明结晶,有刺激性气味,是一种比较安全的催眠药和抗惊厥药,常用于失眠、烦躁不安及惊厥,但对胃有刺激性,不宜口服,用灌肠法给药,效果较好。

(三) 丙酮(CH_3COCH_3)

丙酮是最简单的酮,沸点为56 ℃,常温下为无色易挥发、易燃的液体,能与水以及几乎所有的有机溶剂混溶,是常用的有机溶剂。丙酮是体内物质代谢的中间产物,正常情况下,人体血液中丙酮含量很低,糖尿病患者由于糖代谢不正常,体内产生过量的丙酮,从尿液中排出。检测尿中是否有丙酮存在时,可在尿液中加入亚硝酰铁氰化钠($Na_2[Fe(CN)_5NO]$)的氢氧化钠溶液,如有过量丙酮存在,尿液呈鲜红色。

(四) 戊二醛(O〜〜O)

戊二醛消毒液是高水平消毒剂,使用安全,经济实用,对物品无腐蚀、无损坏作用,适用于各种医疗器械的消毒与灭菌。戊二醛对皮肤和黏膜有刺激性,需在通风良好处使用。配制和使用时应注意个人防护,戴口罩、防护手套和眼镜,避免接触皮肤和眼睛,如不慎接触,应立即用清水连续冲洗,必要时就医。

课堂互动

1. 检测丙酮的试剂是_____,颜色呈_____。

2. 福尔马林是_____的甲醛水溶液。

知识拓展

吊白块的危害

甲醛次硫酸氢钠（$NaHSO_2 \cdot HCHO \cdot 2H_2O$），俗称"吊白块"，是白色块状或结晶性粉末状固体，易溶于水。常温时性质稳定，在高温下分解成有极强还原性的亚硫酸盐，使其具有漂白和防腐作用，工业上常用作漂白剂。

使用"吊白块"能改善食品的外观和口感。因此，一些不法厂商将危害人体健康的"吊白块"添加到米、面、粉丝、米粉、银耳、食用糖及豆制品等食物中，从而引发了许多违禁使用"吊白块"的案例。

长期食用掺有"吊白块"的食品后，可引起过敏、肠道刺激、食物中毒，并对肝脏、肾脏、中枢神经造成损害，严重时可导致癌症和畸形病变，一次食用剂量达到 10 g 就会有生命危险。我国《食品添加剂使用卫生标准》中明确规定"吊白块"为非食品添加剂，严禁将其作为食品添加剂在食品中使用。

第二节 羧 酸

羧酸类化合物在自然界中也广泛存在，对生命体的意义也非常重大，有些直接参与生命代谢，有些是代谢的中间产物，还有一些羧酸具有显著的生物活性，在医药上有重要用途，可直接作为药物，也是合成药物的原料。

导学情景

学校组织郊游，小明和同学忽然发现一群蜜蜂，大家拼命逃跑，但小明还是被蜇到了，很快皮肤红肿。王老师知道后，迅速从包里取出一块肥皂，配成肥皂水涂到小明被蜇到的皮肤上，红肿逐渐减退。小明好奇地问李老师原因，同学们，你们知道吗？

蜜蜂、蚂蚁可以分泌甲酸，对皮肤有刺激作用。甲酸是最简单的有机羧酸，本节学习羧酸和酯。

Note

一、羧酸的结构、分类与命名

（一）羧酸的结构

$$O$$

羧酸可以看作烃分子中的氢原子被羧基（—**C**—**OH**，简写为—**COOH**）取代后的化合物（甲酸除外）。一元酸的结构通式为（Ar）R—COOH（甲酸的 R 为 H），羧酸的官能团是羧基（—COOH）。

（二）羧酸的分类

（1）根据羧基所连接的烃基种类的不同，分成脂肪酸和芳香酸，脂肪酸又根据烃基是否饱和分为饱和脂肪酸和不饱和脂肪酸。例如：

$$CH_3—COOH \qquad CH_2=CH—COOH \qquad \text{（苯环）}—COOH$$

乙酸（饱和脂肪酸）　　丙烯酸（不饱和脂肪酸）　　　苯甲酸（芳香酸）

（2）根据分子中所含羧基的数目不同，将羧酸分为一元酸、二元酸和多元酸。例如：

$$CH_3—CH_2—COOH \qquad \text{（苯环）}\genfrac{}{}{0pt}{}{—COOH}{—COOH}$$

丙酸（一元酸）　　　　　邻苯二酸（二元酸）

（三）羧酸的命名

羧酸的命名分为系统命名法和俗名法。羧酸的系统命名原则与醛相似，将醛字改为酸字即可。

1. 系统命名法

（1）脂肪酸命名时，选择分子中含羧基的最长碳链为主链，然后从羧基碳原子开始用阿拉伯数字依次给主链碳原子编号，根据主链上碳原子数目称为"某酸"；有取代基时，把取代基的位次、数目和名称写在"某酸"前面。羧酸也常用希腊字母 α、β、γ 等标明位次（若用希腊字母，则将主链上与羰基相连的碳原子定位为 α 碳，并依次用 β、γ、δ 等编号）。例如：

$$CH_3—\underset{\underset{CH_3}{|}}{CH}—CH_2—CH_2—COOH \qquad CH_3—\underset{\underset{CH_3}{|}}{CH}—\underset{\underset{CH_3}{|}}{CH}—COOH$$

4-甲基戊酸　　　　　　　　　　　　　2,3-二甲基丁酸
（γ-甲基戊酸）　　　　　　　　　　　（α,β-二甲基丁酸）

（2）二元脂肪酸命名时，可选择包含 2 个羧基碳原子在内的最长碳链为主链，根据主链上碳原子的数目称为"某二酸"。例如：

$$\genfrac{}{}{0pt}{}{COOH}{COOH} \qquad HOOC—\underset{\underset{CH_3}{|}}{CH}—\underset{\underset{CH_3}{|}}{CH}—COOH$$

乙二酸　　　　　　　　　2,3-二甲基丁二酸

（3）芳香酸命名时，以脂肪酸作为母体，将芳环作为取代基。例如：

苯甲酸　　　　　　　　　　间甲基苯甲酸

2. 俗名法

羧酸广泛存在于自然界的动植物体中,通常根据其来源采用俗名法命名,如:甲酸最初发现于蚂蚁体内,故称蚁酸;乙酸最早从食醋中得到,故称醋酸;苯甲酸是从安息香中得到,称为安息香酸;乙二酸常存在于草本植物中,所以称为草酸;丁二酸最初由蒸馏琥珀而得到,故称为琥珀酸。

羧酸去掉羧基中的羟基剩下的基团称为酰基($R{-}\overset{\overset{\displaystyle O}{\|}}{C}{-}$),根据原羧酸的名称命名为"某酰基"。例如:

$H{-}\overset{\overset{\displaystyle O}{\|}}{C}{-}$	$CH_3{-}\overset{\overset{\displaystyle O}{\|}}{C}{-}$	$\overset{\overset{\displaystyle O}{\|}}{C}{-}$ (苯环)
甲酰基	乙酰基	苯甲酰基

课堂互动

1. 羧酸的官能团是( )。

A. —COOH   B. —R   C. —OH   D. —OR

2. 命名下列化合物。

$$CH_3{-}\underset{\underset{\displaystyle CH_3}{|}}{\overset{\overset{\displaystyle CH_3}{|}}{C}}{-}COOH \qquad \text{(苯环)}{-}CH_2COOH \qquad \underset{\underset{\displaystyle COOH}{|}}{\overset{\overset{\displaystyle COOH}{|}}{CH_2}}$$

二、羧酸的性质

饱和一元酸中,甲酸、乙酸、丙酸是具有刺激性气味的液体,可以与水混溶;含有 $4\sim9$ 个碳原子的羧酸是具有臭味的油状液体,能溶于水,但随着碳链的增长,溶解度逐渐降低;癸酸及其以上的羧酸为无色无味的固体,不溶于水,易溶于有机溶剂;二元酸和芳香酸均为结晶性固体,多元酸的水溶性大于含相同碳原子数目的一元酸。

羧基是羧酸的官能团,羧酸的化学反应主要由羧基引起。羧基从结构上可以看成由羰基和羟基组成的,但是二者相互影响,使羧基的性质既不同于羰基,又区别于羟基,具有一些特殊性质。

(一)酸性

羧酸分子中,受到羰基的影响,羟基中氢原子变得比较活泼,可以在水溶液中部分电离产生氢离子,因此羧酸显酸性。羧酸一般为弱酸,但比苯酚和碳酸的酸性要强,可以使蓝色石蕊试纸变红,能与氢氧化钠、碳酸钠等反应生成羧酸盐,也能与碳酸氢钠反应,同时生成二氧化碳,而酚则不能发生此反应,可以鉴别羧酸和苯酚。

$$R{-}COOH + NaOH \longrightarrow R{-}COONa + H_2O$$

$$R{-}COOH + NaHCO_3 \longrightarrow R{-}COONa + CO_2\uparrow + H_2O$$

$$2R{-}COOH + Na_2CO_3 \longrightarrow 2R{-}COONa + CO_2\uparrow + H_2O$$

Note

羧酸盐在临床上的应用

由于羧酸在水中的溶解度随着碳原子数增加而降低,而其钠盐、钾盐及铵盐在水中的溶解度比相应的羧酸大,因此在临床上常将一些难溶于水的羧酸类物质制成钠盐或钾盐的形式,以增加水溶性。如临床上常用的抗生素类药物青霉素。青霉素是有机酸,不溶于水,临床上常制成钠盐或钾盐,以提高水溶性。青霉素的钠盐或钾盐

为白色结晶性粉末,其水溶液在室温下放置,易分解失效,因此通常制成粉剂,注射前用灭菌注射水现配现用。

(二)酯化反应

羧酸与醇作用生成酯和水的反应称为酯化反应。酯化反应是可逆反应,在同样条件下酯和水也可作用生成羧酸和醇,称酯的水解反应。酯化反应非常慢,所以需要在浓 H_2SO_4 催化下加热进行反应。

$$R-\overset{O}{\overset{\|}{C}}-\boxed{O-H+H}-O-R' \underset{\triangle}{\overset{\text{浓 } H_2SO_4}{\rightleftharpoons}} R-\overset{O}{\overset{\|}{C}}-O-R' +H_2O$$

羧酸　　　　　醇　　　　　　酯

(三)脱羧反应

羧酸分子脱去羧基放出 CO_2 的反应称为脱羧反应。饱和一元酸对热稳定,通常很难发生脱羧反应,二元酸较易发生脱羧反应。例如:

$$\begin{matrix} COOH \\ | \\ COOH \end{matrix} \xrightarrow{160\sim180\ ℃} HCOOH+CO_2\uparrow$$

$$\begin{matrix} COOH \\ | \\ CH_2 \\ | \\ COOH \end{matrix} \xrightarrow{140\sim160\ ℃} CH_3COOH+CO_2\uparrow$$

脱羧反应是人体内重要的生化反应,是在人体内脱羧酶的作用下进行的。

课堂互动

1. 羧酸与醇在浓 H_2SO_4 催化下反应生成_____和_____,这个反应称为酯化反应。
2. 脱羧反应是羧酸分子脱去_____放出_____的反应。

三、常见的羧酸

1. 甲酸(HCOOH)

甲酸最初从蚂蚁体内得到,因此俗称蚁酸,它存在于许多昆虫的分泌物中。甲酸为无

色有刺激性气味的液体,沸点为 100.5 ℃,可与水混溶。甲酸有很强的腐蚀性,被蚂蚁或蜂类蜇咬后会引起皮肤红肿、痛痒,就是由于甲酸刺激引起的。医生提醒要尽量避免被蜜蜂蜇咬。一旦被蜜蜂蜇伤出现低血压、呼吸困难等症状时,应及时到医院就诊,不能掉以轻心。12.5 g/L 的甲酸水溶液为蚁精,可用于治疗风湿病。

甲酸的结构特殊,它的羧基直接与氢原子相连。甲酸的结构式为

从结构上看,甲酸分子中既有羧基又有醛基,因此具有一些与其他羧酸不同的化学性质。

(1)甲酸的酸性比其他饱和一元酸强。

(2)甲酸具有还原性,能发生银镜反应和与斐林试剂的反应,还能使高锰酸钾溶液褪色。这些反应常用于鉴别甲酸。

2.乙酸(CH_3COOH)

乙酸最初从食醋中得到,俗称醋酸,食醋中含乙酸 60~80 g/L。乙酸是有强烈刺鼻性酸味的无色液体,沸点为 118 ℃,熔点为 16.5 ℃,与水能以任意比例混溶。纯乙酸在室温低于 16.5 ℃ 时结成冰状固体,所以又称为冰乙酸。

医药上常用 5~20 g/L 乙酸稀溶液作为消毒防腐剂,用于烫伤或灼伤感染的创面洗涤。生活中常用"食醋消毒法"预防流感,应用广泛。

3.苯甲酸(C_6H_5COOH)

苯甲酸俗称安息香酸,为最简单的芳香酸。苯甲酸为白色结晶,熔点为 122 ℃,难溶于冷水,易溶于热水、乙醇、乙醚和氯仿中。苯甲酸可用于制药、染料和香料行业,其钠盐具有抑菌、防腐作用,对人体毒性很小,常用作食品、饮料和药物的防腐剂。苯甲酸也可作为治疗真菌感染的外用药物。

4.乙二酸(HOOC—COOH)

乙二酸因常存在于草本植物中,俗称草酸。草酸是无色结晶,溶于水和乙醇。二元酸的酸性比一元酸强,草酸的酸性在二元酸中是最强的。草酸具有还原性,易被氧化,可用草酸溶液去除铁锈或蓝黑墨水的污渍。

5.丁二酸(HOOC—CH₂—CH₂—COOH)

最初由蒸馏琥珀得到,俗称琥珀酸。琥珀酸为白色晶体,溶于水,微溶于乙醇、乙醚、丙酮等有机溶剂。琥珀酸是人体内糖代谢过程中的中间产物。在医药上有抗痉挛、祛痰及利尿作用。

知识拓展

羟基酸和酮酸

羧酸分子中烃基上的氢原子被其他原子或基团取代后的化合物称为取代羧酸。取代羧酸广泛存在于自然界中,在生物代谢中也起到非常重要的作用,与医学联系密切。羟基酸和酮酸都是重要的取代羧酸。

1.乳酸(CH_3—$\overset{\displaystyle OH}{\underset{\displaystyle |}{CH}}$—COOH)

乳酸的化学名称为 α-羟基丙酸,最初在牛奶中被发现,是无色或淡黄色黏稠

液体,熔点为18 ℃,无臭,有酸味,有吸湿性,易溶于水、乙醇和乙醚。

乳酸是肌肉中糖代谢的中间产物。人在剧烈运动时,糖分解成乳酸,放出能量,肌肉中乳酸含量增高,肌肉感觉"酸胀",休息后肌肉中的乳酸能转化成水、二氧化碳和糖原。

在医药上,乳酸可作为消毒剂和外用防腐剂,用于治疗阴道滴虫病;乳酸钙可以治疗佝偻病等;乳酸钠用于纠正酸中毒。

2. 水杨酸（）

水杨酸的化学名为邻羟基苯甲酸。它存在于柳树或水杨树皮中,因此俗称水杨酸。水杨酸为白色针状结晶,熔点为159 ℃,微溶于水,易溶于乙醇。

水杨酸具有酚和羧酸的性质,水溶液呈酸性,能成盐、成酯等。易被氧化,遇三氯化铁水溶液显紫色。水杨酸具有杀菌、防腐能力,为外用消毒防腐剂。水杨酸还可作为食品的防腐剂。

水杨酸具有解热镇痛作用,但因对胃肠道刺激性大,故不能直接服用。在此基础上合成了乙酰水杨酸,即阿司匹林,可减轻对胃肠道黏膜的损伤,其作用比水杨酸钠强且持久。阿司匹林临床上用于治疗发热、头痛、神经痛、肌肉痛、风湿、热风湿性关节炎及类风湿性关节炎,使用低剂量时,可防治心肌梗死及动脉血栓。乙酰水杨酸的结构式为

3. 丙酮酸（$CH_3—\overset{O}{\underset{\|}{C}}—COOH$）

丙酮酸是最简单的酮酸,为无色液体,沸点为165 ℃,能与水混溶,酸性比丙酸强。丙酮酸加氢可还原成乳酸,乳酸脱氢氧化可生成丙酮酸。

4. β-羟基丁酸（$CH_3—\overset{OH}{\underset{\|}{CH}}—CH_2—COOH$）

β-羟基丁酸为无色晶体,熔点为49～50 ℃,吸湿性很强,易溶于水、乙醇。它是生物体内脂肪代谢的中间产物。

5. β-丁酮酸（$CH_3—\overset{O}{\underset{\|}{C}}—CH_2—COOH$）

β-丁酮酸也称为乙酰乙酸,它是生物体内脂肪代谢的中间产物。在体内经脱羧生成丙酮,在还原酶的作用下被还原为β-羟基丁酸。

β-丁酮酸、β-羟基丁酸和丙酮三者在医学上称为**酮体**。酮体是人体内脂肪代谢的正常产物,正常情况下,酮体能进一步氧化分解,所以正常人体血液中酮体的含量比较低。糖尿病患者因糖代谢不正常,需要消耗脂肪提供能量,其血液中酮体的含量升高,并通过尿液排出,称为酮尿。证明患者是否患有糖尿病,除检查尿糖外,还要检查酮体含量。由于β-羟基丁酸和β-丁酮酸均具有较强的酸性,血液中酮体的增加会使血液酸性增强,所以晚期糖尿病患者呼出的气体有丙酮气味(烂苹果味),易出现酸中毒和昏迷等症状。

第三节 酯

导学情景

你知道陈年的老酒为什么会有那么醇厚的香味吗？储存高品质白酒的储酒容器大多采用陶缸,储存过程中空气中的氧可以透过缸壁与酒液接触,缓慢氧化酒中的醇类等物质,促进酯类生成,使酒产生老熟醇厚的口感。酒中的醇类和酸类物质可结合生成酯类,酯类是白酒中最重要的香气成分。这种酯化反应在有催化酶参与的情况下,几分钟就可以完成,在自然条件下需要约两年时间才能完成。老酒在长时间储存过程中,醇类、酸类和酯类之间逐渐达到平衡,使酒的香气变得协调、丰满。陈年老酒就是时间熬成的精华!

红霉素和乙酰螺旋霉素等消炎药也属于酯类化合物,本节学习酯类化合物的相关知识。

一、酯的结构与命名

酯是由羧酸和醇反应生成的一类化合物。

酯的通式为 $R{-}\overset{\text{O}}{\underset{}{C}}{-}O{-}R'$,简写为 $R{-}COOR'$。其中 R 和 R′可以相同也可以不同,酯的官能团为酯键($-\overset{\text{O}}{\underset{}{C}}{-}O-$)。

酯是根据生成酯的羧酸和醇的名称来命名的,羧酸名称在前,醇名称在后,将"醇"字改为"酯"字,称为"某酸某酯"。例如:

$$H{-}\overset{\text{O}}{\underset{}{C}}{-}O{-}CH_3$$
甲酸甲酯

$$CH_3{-}\overset{\text{O}}{\underset{}{C}}{-}O{-}CH_2{-}CH_3$$
乙酸乙酯

苯甲酸乙酯

苯甲酸苄酯

二、酯的性质

低级酯为易挥发的无色液体,一般比水轻,难溶于水,易溶于有机溶剂。低级酯在自然界广泛存在,特别是在各种水果和花草中存在较多,具有芳香气味,如乙酸乙酯有苹果香味,乙酸丁酯有梨香味,乙酸异戊酯有菠萝香味,乙酸辛酯有橘子香味,苯甲酸甲酯有茉莉香味。高级酯是蜡状固体,无水果香味,可以作为食品和日用品的香料。

酯的主要化学性质表现在能发生水解反应,生成相应的羧酸和醇。酯的水解反应是酯化反应的逆反应。

$$\underset{酯}{R-\overset{\overset{O}{\|}}{C}-O-R'} + H_2O \underset{酯化}{\overset{水解}{\rightleftharpoons}} \underset{羧酸}{R-\overset{\overset{O}{\|}}{C}-O-H} + \underset{醇}{H-O-R'}$$

在氢氧化钠作用下,酯的水解可以进行到底。

$$\underset{酯}{R-\overset{\overset{O}{\|}}{C}-O-R'} + NaOH \longrightarrow \underset{羧酸钠}{R-\overset{\overset{O}{\|}}{C}-O-Na} + \underset{醇}{H-O-R'}$$

知识拓展

　　无机含氧酸如硝酸、亚硝酸、硫酸等也可以和醇发生酯化反应,生成无机酸酯,如甘油和硝酸可以生成硝酸甘油。硝酸甘油具有扩张冠状动脉血管、减轻心脏负担的作用,适用于心绞痛发作时,舌下含服,起效快。

$$\begin{array}{l}CH_2-OH\\ |\\ CH-OH\\ |\\ CH_2-OH\end{array} + 3HO-NO_2 \xrightarrow{\text{浓}\,H_2SO_4} \begin{array}{l}CH_2-O-NO_2\\ |\\ CH-O-NO_2\\ |\\ CH_2-O-NO_2\end{array} + 3H_2O$$

$$硝酸甘油$$

课堂互动

1. 命名下列化合物。

$$H-\overset{\overset{O}{\|}}{C}-O-CH_2CH_3 \qquad CH_3-\overset{\overset{O}{\|}}{C}-O-CH_3$$

2. 完成下面方程式。

$$H-\overset{\overset{O}{\|}}{C}-O-CH_2CH_3 + NaOH \longrightarrow$$

3. 酯的水解反应是_____的可逆反应。

知识拓展

大环内酯类抗生素

大环内酯类抗生素是临床上广泛使用的一类抗菌药，它们具有相似的化学结构，可分为 14、15 和 16 元环大环内酯类抗生素，是一组庞大的快速抗菌药。大环内酯类抗生素的经典药物红霉素 A 及其衍生物经过不断发展，已从第一代发展到第三代品种，迄今为止已经发现的大环内酯类抗生素已逾百种。

1952 年第一个大环内酯类抗生素——红霉素 A 应用于临床。作为临床一线用药，其优越性相当明显，成本低、口服方便，一直是临床上治疗革兰阳性菌感染的重要药物。但是红霉素 A 抗菌谱窄，有胃肠道刺激等不良反应，因而产生了第二代大环内酯类抗生素。

第二代大环内酯类抗生素，如阿奇霉素、克拉霉素、罗红霉素、地红霉素、氟红霉素等，具有更好的抗菌活性，半衰期长，不良反应轻，不仅用于呼吸道感染、皮肤和软组织感染，而且还被用于幽门螺杆菌、弯曲杆菌等感染。

随着大环内酯类抗生素临床应用的增多，细菌对其耐药性逐渐上升，其应用受到一定的限制，人们发现新的第三代大环内酯类抗生素，如酮内酯类，目前上市品种仅有泰利霉素。

点滴积累

一、醛和酮

	醛	酮
官能团	醛基 $-\overset{\text{O}}{\overset{\|}{\text{C}}}-\text{H}$，简写为 $-\text{CHO}$	酮基 $-\overset{\text{O}}{\overset{\|}{\text{C}}}-$，简写为 $-\text{CO}-$
通式	$(\text{Ar})\text{R}-\overset{\text{O}}{\overset{\|}{\text{C}}}-\text{H}$，简写为 $(\text{Ar})\text{R}-\text{CHO}$	$(\text{Ar})\text{R}-\text{CO}-\text{R}'(\text{Ar}')$
分类	按烃基不同分： 脂肪醛、芳香醛	按烃基不同分： 脂肪酮、芳香酮

Note

续表

	醛	酮
命名	饱和一元醛的命名： 1. 选主链(含醛基) 2. 主链编号(从醛基碳开始) 3. 定名称：某醛	饱和一元酮的命名： 1. 选主链(含酮基) 2. 编号(从靠近酮基一端开始) 3. 定名称：某酮(标明酮基位置)
性质	1. 加氢反应：醛加氢得到伯醇 2. 氧化反应：既可以被强氧化剂氧化,也可以被弱氧化剂氧化 ①与托伦试剂发生银镜反应 ②与斐林试剂反应：生成砖红色的氧化亚铜沉淀 ③与班氏试剂反应：生成砖红色的氧化亚铜沉淀。临床上可用于检测尿糖和血糖的存在 3. 与希夫试剂反应显紫红色	1. 加氢反应：酮加氢得到仲醇 2. 氧化反应：只能被强氧化剂氧化
重要的化合物	甲醛 40%的甲醛水溶液称为福尔马林	丙酮 检测是否有丙酮存在时,可加入亚硝酰铁氰化钠的氢氧化钠溶液,如有丙酮存在,溶液呈鲜红色

二、羧酸和酯

	羧酸	酯
官能团	羧基$-\overset{\text{O}}{\overset{\|}{\text{C}}}-\text{OH}$,简写为$-\text{COOH}$	酯键$-\overset{\text{O}}{\overset{\|}{\text{C}}}-\text{O}-$,简写为$-\text{COO}-$
通式	$(\text{Ar})\text{R}-\text{COOH}$(甲酸的 R 为 H)	$(\text{Ar})\text{R}-\text{COO}-\text{R}'(\text{Ar}')$
命名	饱和一元酸的命名： 1. 选主链(含羧基) 2. 主链编号(从羧基碳开始) 3. 定名称：某酸	简单酯的命名： 1. 选主链(含酯键) 2. 编号(从靠近酮基一端开始) 3. 定名称：某酸某酯
性质	1. 酸性：羧酸＞碳酸＞苯酚＞醇 $\text{RCOOH}+\text{NaOH}\longrightarrow\text{RCOONa}+\text{H}_2\text{O}$ 2. 酯化反应：羧酸与醇作用生成酯和水的反应 $\text{R}-\overset{\text{O}}{\overset{\|}{\text{C}}}-\text{O}\boxed{-\text{H}+\text{H}-\text{O}}-\text{R}'\overset{\text{浓 H}_2\text{SO}_4}{\underset{\triangle}{\rightleftharpoons}}$ $\text{R}-\overset{\text{O}}{\overset{\|}{\text{C}}}-\text{O}-\text{R}'+\text{H}_2\text{O}$ 3. 脱羧反应：羧酸分子脱去羧基放出 CO_2 的反应	水解反应 $\text{R}-\overset{\text{O}}{\overset{\|}{\text{C}}}-\text{O}-\text{R}'+\text{H}_2\text{O}\overset{\text{水解}}{\underset{\text{酯化}}{\rightleftharpoons}}$ $\text{R}-\overset{\text{O}}{\overset{\|}{\text{C}}}-\text{O}-\text{H}+\text{H}-\text{O}-\text{R}'$ $\text{R}-\overset{\text{O}}{\overset{\|}{\text{C}}}-\text{O}-\text{R}'+\text{NaOH}\longrightarrow$ $\text{R}-\overset{\text{O}}{\overset{\|}{\text{C}}}-\text{O}-\text{Na}+\text{H}-\text{O}-\text{R}'$

续表

羧酸	酯
重要的化合物	1. 甲酸俗名蚁酸,可发生银镜反应 醛基→ H—C—OH ←羧基（中间为 O 双键结构 C） 2. 乙酸俗名醋酸	

目标检测

一、单项选择题

1. 与托伦试剂发生银镜反应的是( )。

A. 乙醛 　　　　　 B. 丙酮 　　　　　 C. 乙醇 　　　　　 D. 乙烷

2. 能与斐林试剂反应,产生砖红色沉淀的是( )。

A. 苯甲醛 　　　　 B. 丙酮 　　　　　 C. 乙醛 　　　　　 D. 以上都是

3. 可以鉴别醛和酮的试剂是( )。

A. $FeCl_3$ 溶液 　　 B. 溴水 　　　　　 C. $KMnO_4$ 溶液 　　 D. 希夫试剂

4. 向尿液中滴加 $Na_2[Fe(CN)_5NO]$ 溶液和 $NaOH$ 溶液,如有( )存在,尿液显鲜红色。

A. 丙酮 　　　　　 B. 乙醇 　　　　　 C. 尿素 　　　　　 D. 葡萄糖

5. 下列物质中,不含羰基的是( )。

A. 丙醛 　　　　　 B. 丙醇 　　　　　 C. 丙酮 　　　　　 D. 丙酸

6. 用作消毒防腐剂的福尔马林的主要成分是( )。

A. 苯酚 　　　　　 B. 甲酚 　　　　　 C. 邻甲酚 　　　　 D. 甲醛

7. 下列物质中,酸性最强的是( )。

A. 甲酸 　　　　　 B. 甲醇 　　　　　 C. 苯酚 　　　　　 D. 碳酸

8. 下列物质中,含有羧基的是( )。

A. 丙醇 　　　　　 B. 丙醛 　　　　　 C. 丙酮 　　　　　 D. 丙酸

9. 羧酸的官能团是( )。

A. —COOH 　　　 B. —R 　　　　　 C. —OH 　　　　　 D. —OR

10. 下列物质中,最易发生脱羧反应的是( )。

A. 乙酸 　　　　　 B. 丙酸 　　　　　 C. 乙二酸 　　　　 D. 丁酸

11. 下列物质中,可用于鉴别甲酸和乙酸的试剂是( )。

A. 溴水 　　　　　 B. 氢氧化钠溶液 　 C. 托伦试剂 　　　 D. 碳酸钠溶液

12. 下列混合物中,可与班氏试剂反应的是( )。

A. $CH_3CH_2CH_2OH$ 　　　　　　　 B. CH_3CHO

C. $C_6H_5COCH_3$ 　　　　　　　　　 D. $CH_3CH(OH)CH_3$

13. 下列化合物中,不能发生酯化反应的是( )。

A. $HCOOH$ 　　　 B. CH_3COOH 　　 C. CH_3CH_2OH 　　 D. CH_3CHO

14. 下列化合物中能被斐林试剂氧化的是（　　）。

A. 〔苯〕—CHO

B. $CH_3—\overset{O}{\overset{\|}{C}}—CH_3$

C. CH_3CH_2OH

D. CH_3CH_2CHO

15. 下列化合物与溴水反应生成白色沉淀的是（　　）。

A. 〔环己烷〕—OH

B. 〔苯〕—OH

C. 〔苯〕—CH₂OH

D. 〔苯〕—CHO

16. 能与氢氧化钠溶液发生反应的是（　　）。

A. HCOOH　　　　B. CH_3COCH_3　　　C. CH_3CH_2OH　　　D. CH_3CHO

17. 下列物质中，不属于酮体的是（　　）。

A. 丙酮　　　　　B. β-丁酮酸　　　　C. β-羟基丁酸　　　　D. 丁酸

二、简答题

1. 命名下列化合物。

(1) $CH_3—\overset{O}{\overset{\|}{C}}—OH$

(2) $CH_3—\overset{O}{\overset{\|}{C}}—CH_2—CH_2—CH_3$

(3) $CH_3—CH_2—\overset{O}{\overset{\|}{C}}—H$

(4) 〔苯〕—$\overset{O}{\overset{\|}{C}}—H$

(5) 〔苯〕—$\overset{O}{\overset{\|}{C}}—C_2H_5$

(6) $H_3C—$〔苯〕$—CH_2CHO$

(7) $CH_3—\overset{O}{\overset{\|}{C}}—O—CH_2CH_3$

(8) $H—\overset{O}{\overset{\|}{C}}—O—CH_2—CH_2—CH_3$

2. 写出下列化合物的结构简式。

(1) 3-甲基-2-己酮

(2) 4,4-二甲基-2-己酮

(3) 1-苯基-2-丁酮

(4) 对羟基苯乙酮

3. 写出下列反应的主要产物，并指出反应类型。

(1) $CH_3COCH_2CH_3 + H_2 \longrightarrow$

(2) $CH_3—CHO + H_2 \longrightarrow$

(3) $CH_3COOH + NaOH \longrightarrow$

(4) $HCOOH + NaHCO_3 \longrightarrow$

(5) $\begin{matrix} COOH \\ | \\ COOH \end{matrix} \xrightarrow{\triangle}$

(6) $CH_3COOH + C_2H_5OH \underset{\triangle}{\overset{浓 H_2SO_4}{\rightleftharpoons}}$

4. 用简便的化学方法鉴别下列各组化合物。

（1）丙酮和乙醛

（2）甲酸和乙酸

（3）甲酸和丙酮

（4）甲酸和乙醛

（宋卫萍）

第七章 生命中的能量有机物

学习目标

掌握：油脂组成、结构和性质；葡萄糖的结构和性质；氨基酸的组成和性质；蛋白质的一级结构和性质。

熟悉：糖类的概念、分类和主要性质。

了解：油脂、氨基酸和蛋白质在医学上的意义。

人类为了维持生长、发育和身体各个器官的正常生理机能，必须不断从外界摄取一定数量的食物，并经过消化吸收而取得能被机体利用的各种营养物质。人体所需的营养物质有脂类、糖类、蛋白质、水、无机盐和维生素（图 7-1）。其中脂类、糖类和蛋白质是提供能量的基本营养物质。平衡膳食三大营养物质分配比例是糖类占食物总热量的 $55\%\sim65\%$，蛋白质占食物总热量的 $10\%\sim15\%$，脂类不超过食物总热量的 30%。在自然界中，这三大营养物质也是动植物等进行生命活动的重要有机物。

盐	<6 g
油	25～30 g
奶及奶制品	300 g
大豆及坚果类	25～35 g
畜禽肉	40～75 g
水产品	40～75 g
蛋类	40～50 g
蔬菜类	300～500 g
水果类	200～350 g
谷薯类	250～400 g
全谷物和杂豆	50～150 g
薯类	50～100 g
水	1500～1700 mL

图 7-1 中国居民平衡膳食宝塔（2016）

第一节 油 脂

导学情景

2014 年 12 月 26 日,济南市中院召开新闻发布会,公布了全国首例判处被告人死刑的特大"地沟油"案。被告人朱传峰兄弟三人自 2006 年起,大量收购"泔水油"等原料,生产"地沟油"并以食用油名义销售,销售金额共计 5241 万余元。

食用"地沟油"对身体对身体危害极大,轻则引起消化不良、头晕、乏力等症状,严重者会引起剧烈腹部绞痛、贫血、中毒性肝病,甚至导致胃癌、肠癌等多种癌症。

针对地沟油问题,早在 2010 年 3 月 18 日,我国食品药品监督管理局办公室发布了《关于严防"地沟油"流入餐饮服务环节的紧急通知》(食药监办食〔2010〕25 号)。

"地沟油"问题之所以受到政府和社会的重视与关注,是因为食用油与人的健康息息相关。

脂类具有多种生理功能,根据分子结构和水解产物的不同,脂类可分为油脂和类脂。

油脂是油和脂肪的总称。人们通常将来源于植物体,常温下呈液态的油脂称为**油**,如花生油、芝麻油、豆油等;将来源于动物体内,常温下呈固态的油脂称为**脂肪**,如猪油、牛油、羊油等。油脂广泛存在于动植物体内,是生物维持生命活动不可缺少的物质,是重要的营养物质。油脂是维生素 A、D、E、K 等许多生物活性物质的良好溶剂。

一、油脂的组成和结构

油脂是由甘油和高级脂肪酸生成的甘油酯,俗称为甘油三酯。由于 1 分子甘油中含有 3 个羟基,所以它可与 3 分子的高级脂肪酸结合生成酯。其结构通式如下:

$$
\begin{array}{l}
\quad\quad\quad\quad\;\; O \\
\quad\quad\quad\quad\;\; \| \\
CH_2—O—C—R_1 \\
\quad\quad\quad\quad\;\; O \\
\quad\quad\quad\quad\;\; \| \\
CH—O—C—R_2 \\
\quad\quad\quad\quad\;\; O \\
\quad\quad\quad\quad\;\; \| \\
CH_2—O—C—R_3
\end{array}
$$

Note

其中 R_1、R_2、R_3 分别代表高级脂肪酸的烃基。在脂肪酸甘油酯的分子中,如果 R_1、R_2、R_3 是相同的,这种甘油酯属于**单甘油酯**;如果 R_1、R_2、R_3 是不相同的,则属于**混甘油酯**。自然界中存在的油脂大多数是混甘油酯。天然油脂实际上是各种混甘油酯的混合物。

1. 油脂与矿物油是否为同类物质?

2. 天然油脂是纯净物还是混合物?

组成油脂的高级脂肪酸有饱和脂肪酸和不饱和脂肪酸。**一般而言,饱和脂肪酸含量较高的油脂熔点较高,常温下呈固态;不饱和脂肪酸含量较高的油脂熔点较低,常温下呈液态。**组成油脂的常见高级脂肪酸见表 7-1。

表 7-1　油脂中的常见高级脂肪酸

类别	名称	结构简式
饱和脂肪酸	月桂酸(十二碳酸)	$CH_3(CH_2)_{10}COOH$
	肉豆蔻酸(十四碳酸)	$CH_3(CH_2)_{12}COOH$
	软脂酸(十六碳酸)	$CH_3(CH_2)_{14}COOH$
	硬脂酸(十八碳酸)	$CH_3(CH_2)_{16}COOH$
不饱和脂肪酸	棕榈油酸(9-十六碳烯酸)	$CH_3(CH_2)_5CH=CH(CH_2)_7COOH$
	油酸(9-十八碳烯酸)	$CH_3(CH_2)_7CH=CH(CH_2)_7COOH$
	亚油酸(9,12-十八碳二烯酸)	$CH_3(CH_2)_4(CH=CHCH_2)_2(CH_2)_6COOH$
	亚麻酸(9,12,15-十八碳三烯酸)	$CH_3(CH_2CH=CH)_3(CH_2)_7COOH$
	花生四烯酸(5,8,11,14-二十碳四烯酸)	$CH_3(CH_2)_4(CH=CHCH_2)_4(CH_2)_2COOH$

组成油脂的大多数脂肪酸在人体内可通过代谢合成,而亚油酸、亚麻酸、花生四烯酸等在体内不能合成,又是营养上不可或缺的脂肪酸,必须由食物供给,称为**必需脂肪酸**。

知识链接

亚油酸、亚麻酸、花生四烯酸等不饱和脂肪酸营养价值高,它们在植物中含量较多。不饱和脂肪酸对人体的生长和健康必不可少,参与细胞的代谢活动。花生四烯酸是合成前列腺素、血栓素及白三烯的原料。近年来从海洋鱼类及甲壳类动物体内所含的油脂中,分离出二十碳五烯酸(EPA)和二十二碳六烯酸(DHA),是大脑所需要的营养物质,被誉为"脑黄金"。EPA 和 DHA 还具有降低血脂、抗动脉粥样硬化、抗血栓等作用,可防治心脑血管疾病。

二、油脂的性质

纯净的油脂无色、无味、无臭。天然的油脂常含有维生素和色素等物质而具有特殊的颜色和气味,如芝麻油呈红黄色,有香味。

油脂密度比水小,一般难溶于水,易溶于乙醚、氯仿、四氯化碳、石油醚、汽油、苯、丙酮等有机溶剂。天然油脂是混合物,没有固定的熔点和沸点。

油脂是高级脂肪酸的甘油三酯,它具有酯的典型性质。此外,由于构成各种油脂的脂肪酸具有不同程度的不饱和性,所以油脂可以发生水解、加成、氧化等反应。

1. 水解反应

油脂在酸、碱或酶等催化剂作用下,可以发生水解反应。1 分子油脂完全水解后可以生成 1 分子甘油和 3 分子高级脂肪酸。

油脂在不完全水解时可生成脂肪酸、甘油一酯或甘油二酯。油脂水解生成的甘油、脂肪酸、甘油一酯或甘油二酯在人体内都可以被吸收。

油脂在碱性(NaOH 或 KOH)溶液中水解时,生成甘油和高级脂肪酸盐。生成的高级脂肪酸盐经加工成型即成肥皂,所以**油脂在碱性溶液中的水解反应称为皂化反应**。如:

$$
\begin{array}{l}
CH_2-O-\overset{\displaystyle O}{\overset{\displaystyle \|}{C}}-C_{17}H_{35} \\[4pt]
CH-O-\overset{\displaystyle O}{\overset{\displaystyle \|}{C}}-C_{17}H_{35} \quad +3NaOH \xrightarrow{\triangle} \quad
\begin{array}{l} CH_2-OH \\ CH-OH \\ CH_2-OH \end{array}
\quad +3C_{17}H_{35}COONa \\[4pt]
CH_2-O-\overset{\displaystyle O}{\overset{\displaystyle \|}{C}}-C_{17}H_{35}
\end{array}
$$

硬脂酸甘油酯　　　　　　　　甘油　　硬脂酸钠(肥皂)

肥皂又称高级脂肪酸皂,分为硬皂和软皂:高级脂肪酸钠盐称为硬皂,又称钠皂,这就是常用的普通肥皂,如洗衣皂、药皂;高级脂肪酸钾盐称为软皂,也称为钾皂,它就是医药上常用的软皂。由于软皂对人体皮肤、黏膜刺激性小,医药上常用作灌肠剂和乳化剂。软皂具有比硬皂更强的润湿、渗透、分散和去污的能力。"来苏儿"就是煤酚与软皂按比例混合配成的消毒溶液。

工业上将 1 g 油脂完全皂化时所需氢氧化钾的质量(单位:mg)称为皂化值。皂化值可反映油脂的平均相对分子质量,皂化值越大,油脂的平均相对分子质量越小。一些常见的油脂的皂化值见表 7-2。

表 7-2　一些常见油脂的皂化值和碘值

油脂名称	皂化值/mg	碘值/g
大豆油	189～194	127～138
花生油	185～195	84～100
蓖麻油	176～187	81～90
猪油	195～208	46～66
牛油	190～200	30～48

知识链接

油脂的乳化

油和脂肪都比水轻,且难溶于水,与水混合形成一种不稳定的乳浊液,放置一段时间,小油滴经过互相碰撞又合并成大油滴,很快又分为油脂层和水层。要得到比较稳定的乳浊液,必须加入适量的乳化剂,如肥皂、胆酸盐等。

乳化剂的结构通常由两部分组成,一部分称亲水基,另一部分称亲油基。例如:钠皂 $C_{17}H_{35}COONa$ 分子中的"—COONa"为亲水基,"—$C_{17}H_{35}$"为亲油基。在溶液中,乳化剂的亲水基伸向水中,亲油基插入油中,使油滴的表面形成一层乳化剂分子的保护膜,防止小油滴互相碰撞而聚合,从而形成比较稳定的乳浊液。这种利用乳化剂使油脂形成比较稳定的乳浊液的过程,称为油脂的乳化。人体的胆酸盐是一种乳化剂,油脂在人体小肠内经胆酸盐的乳化分散成小油滴,从而增大了油脂与脂肪酶的接触面积,便于油脂的水解,以利于脂肪的消化吸收。因此油脂的乳化具有重要的生理意义。

2. 油脂的加成反应

含有不饱和高级脂肪酸的油脂,分子中含有碳碳双键,因此可以与氢气或卤素进行加成反应。

(1) 加氢:在 200 ℃以上、0.1~0.3 MPa、镍催化下,将含有不饱和脂肪酸的油脂进行催化加氢,生成固体或半固体脂肪,称为油的氢化或油的硬化。由加氢而得到的固体油脂称为人造脂肪,又称为氢化油或硬化油。硬化油性质稳定,不易变质,便于储存与运输,可以用于制造肥皂、脂肪酸、甘油、人造黄油等。如:

$$
\begin{array}{l}
CH_2-O-\overset{O}{\overset{\|}{C}}-C_{17}H_{33} \\
CH-O-\overset{O}{\overset{\|}{C}}-C_{17}H_{33} \\
CH_2-O-\overset{O}{\overset{\|}{C}}-C_{17}H_{33}
\end{array}
+3H_2
\xrightarrow[\triangle]{Ni}
\begin{array}{l}
CH_2-O-\overset{O}{\overset{\|}{C}}-C_{17}H_{35} \\
CH-O-\overset{O}{\overset{\|}{C}}-C_{17}H_{35} \\
CH_2-O-\overset{O}{\overset{\|}{C}}-C_{17}H_{35}
\end{array}
$$

油酸甘油酯   硬脂酸甘油酯

(2) 加碘:利用油脂与碘的加成,可测定油脂的不饱和程度。**100 g 油脂所能吸收的碘的质量(单位:g)称为碘值**。碘值越大,表示油脂的不饱和程度越高;碘值越小,表示油脂的不饱和程度越低。一些常见的油脂的碘值见表 7-2。

课堂互动

1. 若油脂的烃基中含有不饱和成分,我们如何验证?
2. 如何将"油"变成"脂肪"?

3. 油脂的酸败

油脂在空气中长期放置,会受氧气、水或微生物(酶)的作用,生成相对分子质量较小的羧酸、醛和酮,并产生难闻的气味,称为**油脂的酸败**。酸败的油脂有毒性和刺激性,不宜食用。光、热、水分和霉菌都可以加速油脂的酸败,为了防止油脂的酸败,油脂应储存于密闭的容器中,放置在阴凉处,也可添加少量适当的抗氧化剂(如维生素 E 等)。

知识拓展

酸　值

伴随着油脂的酸败,油脂的水解程度会加大,游离脂肪酸的含量会增高。油脂中游离脂肪酸的含量高低可以作为判断油脂酸败程度的重要标志。油脂中游离脂肪酸的含量通常用酸值表示。中和 1 g 油脂中的游离脂肪酸所需氢氧化钾的质量(单位:mg)称为油脂的酸值。与正常值比较,酸值越大,说明油脂酸败程度越严重。

酸值与皂化值、碘值是油脂质量分析中的三个重要理化指标。国家对不同油脂的皂化值、碘值、酸值有一定的要求,符合国家规定标准的油脂才可供药用和食用。

三、油脂的生理意义

脂类是组成生物细胞的重要成分,是生物维持正常生命活动不可缺少的物质和人体能量的主要来源。正常人体脂类含量为体重的 14%～19%,过胖者可达体重的 30% 以上。主要分布在人体皮下、体腔、肌肉间隙和脏器周围,是机体不可缺少的营养物质。油脂具有重要的生理意义。

1. 构成生物膜

脂蛋白是构成生物细胞膜的一部分。细胞膜的完整性是维持细胞正常功能的重要保证。

2. 储能和供能

油脂是动物体内能源储存和供给的重要物质之一。人体所需总热量的 20%～30% 来自脂肪,每克脂肪氧化产生 38.91 kJ 热能,是糖类物质的两倍。在饥饿或禁食时,脂肪成为机体所需能量的主要来源。

3. 保温防寒

脂肪不易导热,分布于皮下的脂肪组织可以防止热量散失而保持体温,一般肥胖的人比瘦小的人在夏天更怕热、冬天更能扛冻就是皮下脂肪多的缘故。

4. 保护脏器

人体内的脂肪分布在神经、血管和内部器官之间,可以保护这些器官免受外来伤害。脂肪还有支撑内脏,使内脏保持一定位置的作用。过度消瘦可导致内脏下垂病,如肝下垂、肾下垂和胃下垂等。

5. 供给必需脂肪酸

必需脂肪酸是组织、细胞的重要组成部分。必需脂肪酸缺乏可引起生长迟缓、生殖障碍、皮肤损伤(出现皮疹等)以及肾脏、肝脏、神经和视觉方面的多种疾病。但必需脂肪酸属于多不饱和脂肪酸,摄入过多会使体内的氧化物、过氧化物等增加,同样对机体可产生多种慢性危害。

另外,油脂与人体脂溶性维生素的吸收、代谢和多种激素的生成以及神经介质的传递等都密切相关。

Note

油脂与健康

　　油脂不仅使食物鲜美可口,促进食欲,更是人体正常生命活动所需要的营养物质。但是随着人们生活水平的不断提高,食用过多的油脂常给人们的健康带来诸多问题,高血压、糖尿病、冠心病等慢性疾病已成为主要的公共卫生问题。

　　健康体质必须从健康饮食入手,控制膳食油脂的合理摄入量,选择合理的膳食用油,将有效预防动脉粥样硬化、心血管疾病、肥胖症等现代疾病,促进人们身体健康。

　　(1) 搭配用油:植物油和动物油要搭配食用才更科学,平时用油还应搭配一些高端用油,如红花籽油、橄榄油、山茶籽油、核桃油等。红花籽油含有丰富的必需脂肪酸和维生素 E;核桃油中不饱和脂肪酸含量高达 90%,含有丰富的微量营养成分维生素 E 和磷脂等,用它调出来的菜肴更细腻滑爽,是孕妇、儿童和脑力工作人士的最佳选择;山茶籽油被誉为"东方橄榄油",含有 90% 以上的不饱和脂肪酸,是心血管疾病的天然防御者。

　　(2) 低温食用:高温油不但会破坏食物的营养成分,还会产生一些过氧化物和致癌物质,过氧化物会影响人体心血管功能。

类　脂

　　类脂化合物是指化学结构与油脂有较大差异,性质类似于油脂的有机化合物。在生物生命活动中起着重要作用的类脂主要是磷脂和固醇(甾醇)。

　　1. 磷脂

　　磷脂广泛分布于人和动物的脑神经组织中,存在于绝大多数细胞膜中。植物的种子胚芽及蛋黄中都富含磷脂。

　　常见的磷脂有卵磷脂和脑磷脂,它们结构中的含氮有机碱不同,分别是胆碱和胆胺。二者均不稳定,在空气中易变色。卵磷脂中胆碱部分能促进脂肪在人体内的代谢,防止脂肪在肝脏中大量存积;脑磷脂可用作抗氧化剂,血小板内能促使血液凝固的凝血酶就是由脑磷脂和蛋白质组成的。

$$
\begin{array}{l}
\quad\quad\quad\quad\quad\quad\quad\quad O \\
\quad\quad\quad\quad\quad\quad\quad\quad \| \\
\quad\quad\quad\quad CH_2-O-C-R_1 \\
\quad O \quad\quad\quad\quad | \\
\quad \| \quad\quad\quad\quad | \\
R_2-C-O-C-H \\
\quad\quad\quad\quad | \quad\quad O \\
\quad\quad\quad\quad | \quad\quad \| \\
\quad\quad\quad\quad CH_2-O-P-O-CH_2CH_2\overset{+}{N}(CH_3)_3 \\
\quad\quad\quad\quad\quad\quad\quad | \\
\quad\quad\quad\quad\quad\quad\quad O^-
\end{array}
$$

卵磷脂

$$\text{脑磷脂}$$

（脑磷脂 结构图）

2. 固醇

固醇又称甾醇，是一类广泛存在于动植物体内的天然有机化合物，如胆固醇、肾上腺皮质激素及性激素等。许多固醇类化合物都具有重要的生理作用。

胆固醇含量约占体重的 0.2%。若胆固醇代谢发生障碍，血液中的胆固醇含量就会升高，产生沉积，从而引起动脉粥样硬化。胆汁中胆固醇的沉积会形成胆结石，胆结石可引起剧烈疼痛，阻塞正常胆汁的流动，引起黄疸。

（胆固醇 结构图）

胆固醇

第二节　糖　类

导学情景

护理班小明的邻居张大妈是个"糖尿病号"，医生让她每隔一段时间就查一次血糖，并且生病打针也不要用葡萄糖注射液，每顿饭的主食也要限量，张大妈很疑惑。小明告诉她，糖尿病就是血液中的葡萄糖含量过高，因此要避免摄入过多的葡萄糖或能在体内转化为葡萄糖的其他糖分。但也要注意不能摄入糖分过少而导致出现低血糖。

糖的种类很多，有一些相互间可以转化，有一些结构非常相似，下面我们就来学习糖类的知识。

糖类是生物体维持生命活动所需能量的主要来源，由 C、H、O 三种元素组成。**糖类是多羟基醛、多羟基酮或它们的脱水缩合产物。**根据糖类水解情况的不同，可将其分为单糖、低聚糖和多糖。糖的分类如表 7-3 所示。

Note

表 7-3　糖的分类

类别	水解情况	常见的糖
单糖	不能水解	葡萄糖、果糖、核糖、脱氧核糖
低聚糖	1 分子能水解成 2～10 个单糖分子	蔗糖、麦芽糖、乳糖
多糖	1 分子能水解成 10 个以上单糖分子	淀粉、纤维素、糖原

知识拓展

　　糖类最早被称作"碳水化合物",理由是当时发现它们的组成符合通式 $C_n(H_2O)_m$,例如:葡萄糖的分子式为 $C_6H_{12}O_6$,可表示为 $C_6(H_2O)_6$;蔗糖的分子式为 $C_{12}H_{22}O_{11}$,可表示为 $C_{12}(H_2O)_{11}$ 等。后来的研究已经证实糖类中的氢原子和氧原子的个数比并不都是 2:1,也并不以水分子的形式存在,如鼠李糖 $C_6H_{12}O_5$;而有些符合 $C_n(H_2O)_m$ 通式的物质并不是碳水化合物,如甲醛(CH_2O)、乙酸($C_2H_4O_2$)等。所以碳水化合物这一名称并不准确,但是由于沿用已久,现在人们通常还会把糖类叫作碳水化合物。

一、单糖

　　单糖一般是含 3～6 个碳原子的多羟基醛或多羟基酮。其中多羟基醛称为醛糖,多羟基酮称为酮糖。根据分子中碳原子数目,单糖可分为丙糖(三碳糖)、丁糖(四碳糖)、戊糖(五碳糖)和己糖(六碳糖)等。与人类关系密切的有葡萄糖、果糖、核糖和脱氧核糖等。

(一) 葡萄糖

　　葡萄糖是无色或白色结晶性粉末,无臭,味甜,熔点为 146 ℃,易溶于水,有吸湿性,微溶于乙醇,不溶于乙醚。

　　人体血液中的葡萄糖称为血糖,正常人空腹的血糖含量为 3.9～6.1 mmol/L。人体每分钟利用葡萄糖的能力为 6 mg/kg,体弱患者和血糖过低的患者可通过口服或静脉注射葡萄糖溶液的方式来迅速补充营养。葡萄糖也可转化成糖原和脂肪储存,对肝脏具有保护作用。

1. 葡萄糖的结构

葡萄糖分子式为 $C_6H_{12}O_6$,结构简式为

$$
\begin{array}{c}
{}^{1}\mathrm{CHO} \\
{}^{2}\mathrm{H-C-OH} \\
{}^{3}\mathrm{HO-C-H} \\
{}^{4}\mathrm{H-C-OH} \\
{}^{5}\mathrm{H-C-OH} \\
{}^{6}\mathrm{CH_2OH}
\end{array}
\quad 可简写为 \quad
\begin{array}{c}
\mathrm{CHO} \\
\mathrm{H-\!\!\!|-OH} \\
\mathrm{HO-\!\!\!|-H} \\
\mathrm{H-\!\!\!|-OH} \\
\mathrm{H-\!\!\!|-OH} \\
\mathrm{CH_2OH}
\end{array}
$$

　　葡萄糖分子中有一个醛基和五个羟基,属于己醛糖。葡萄糖分子中的羟基和醛基还可以相互作用,生成环状半缩醛。在葡萄糖的水溶液中,存在着链式结构和半缩醛结构的平衡,它们的结构式表示如下:

β-葡萄糖
(63.6%)

D-葡萄糖
(0.003%)

α-葡萄糖
(36.4%)

单糖分子的环状结构常用哈沃斯(Haworth)式表示。

α-葡萄糖

β-葡萄糖

试比较 α-葡萄糖和 β-葡萄糖结构上的区别。

2. 葡萄糖的主要化学性质

【演示实验 1】 与托伦试剂反应:在一支洁净的试管中加入 2% 的 $AgNO_3$ 溶液 2 mL,边振荡试管,边加入 2% 的稀氨水,直到析出的沉淀恰好溶解为止。在以上试管中加入 10% 的葡萄糖溶液 1 mL,将试管放在 50 ℃ 的水浴中加热 3～5 min,观察实验现象。

【演示实验 2】 与班氏试剂反应:在一支试管中加入 2 mL 班氏试剂,立即加入 10% 的葡萄糖溶液 2 mL,加热,观察实验现象。

实验 1 的试管壁上有银镜生成,是因为 Ag^+ 被葡萄糖还原成了单质银而附着在试管壁上形成了光亮的银镜,该反应称为银镜反应。实验 2 出现砖红色沉淀,班氏试剂中的 Cu^{2+} 的配离子被葡萄糖还原成了氧化亚铜(Cu_2O)。可用化学方程式表示如下:

砖红色沉淀

以上两个实验表明葡萄糖具有还原性。葡萄糖之所以具有还原性主要是因为葡萄糖中的醛基可被氧化成羧基。

凡是能被托伦试剂或班氏试剂等弱氧化剂氧化的糖,称为还原性糖,否则为非还原性糖。因此,**与托伦试剂或班氏试剂发生的反应,是还原性糖的特征反应**。单糖不论是醛糖,还是酮糖,在碱性条件下,都可以被这些弱氧化剂氧化,因此**所有的单糖都是还原性糖**。

临床检验中,**常用班氏试剂来检验尿液中的葡萄糖**。

此外,葡萄糖还可被溴水、硝酸等氧化剂氧化。

葡萄糖不需要消化可直接被人体吸收,通过毛细血管进入血液循环。在体内迅速被氧化成 CO_2 和 H_2O,并同时供给能量,1 mol 葡萄糖完全氧化可释放出 2870 kJ 的能量。

$$C_6H_{12}O_6 + 6O_2 \longrightarrow 6CO_2 + 6H_2O + 2870 \ kJ$$

葡萄糖中的苷羟基比较活泼,常与含氧酸(如磷酸)、含羟基有机化合物(如醇和酚)脱水结合,形成具有重要生理意义的酯或糖苷。

请将下列葡萄糖的用途与性质连线。

用途	性质
制镜业	与班氏试剂反应
糖果制造业	能发生氧化反应,被直接吸收的供能物质
检测尿糖	与银氨溶液反应
医药行业	有甜味的营养物质

知识链接

葡萄糖注射液

葡萄糖注射液为葡萄糖或无水葡萄糖的灭菌水溶液,为无色或几乎无色的澄明液体,味甜,pH 为 3.2~5.5。

50 g/L 葡萄糖注射液是临床上常用的等渗溶液,有利尿、解毒作用,用于治疗水肿、低血糖症、饥饿性酮症、高钾血症、心肌炎等。葡萄糖注射液还可用于静脉法葡萄糖耐量试验;用作药物稀释剂、配制腹膜透析液、配制 GIK(极化液)等。

(二)果糖

纯净的果糖是白色晶体,熔点为 102 ℃,易溶于水。果糖是天然糖中最甜的糖。它常以游离态存在于蜂蜜和水果浆汁中,以结合态存在于甘蔗、甜菜、香蕉、党参、牛蒡等果蔬和中药材中,动物的前列腺和精液中也含有果糖。

1. 果糖的结构

果糖的化学式为 $C_6H_{12}O_6$,属于己酮糖,与葡萄糖互为同分异构体。

果糖也可用链状结构和环状结构表示。游离态的果糖以六元环的形式存在,结合态的果糖以五元环的形式存在。环状结构都拥有各自的 α 型和 β 型两种异构体。其中开链果糖和 β-果糖的哈沃斯式表示如下:

开链果糖   β-果糖（游离态）   β-果糖（结合态）

2. 果糖的主要化学性质

与葡萄糖相似,果糖也能与托伦试剂和班氏试剂反应,属于还原性糖。但是果糖属于酮糖,比葡萄糖（醛糖）更难氧化,例如,葡萄糖可以被溴水氧化成葡萄糖酸,而果糖不能被溴水氧化,因此可用溴水区分葡萄糖和果糖。

果糖中的苷羟基也可与含氧酸、含羟基有机化合物脱水结合,形成酯或糖苷。人体内的果糖能与磷酸发生酯化反应生成 6-磷酸果糖和 1,6-二磷酸果糖,他们都是体内糖代谢的中间产物。

知识链接

果糖注射液

果糖的代谢不依赖胰岛素,进入血液后,在无胰岛素的情况下也可以迅速转化为肝糖原参与代谢,所以果糖注射液适用于糖尿病患者。

（三）核糖和脱氧核糖

核糖($C_5H_{10}O_5$)与脱氧核糖($C_5H_{10}O_4$)是重要的戊醛糖,它们的开链结构式如下：

核糖   脱氧核糖

核糖是体内供能物质三磷酸腺苷（ATP）的组成部分,也是核糖核酸（RNA）的重要组成部分。脱氧核糖是脱氧核糖核酸（DNA）的重要组成部分。RNA 参与蛋白质和酶的生物合成过程,DNA 是遗传信息的载体。它们是人类生命活动中非常重要的物质。

知识拓展

单糖的特性

单糖都是无色或白色结晶,有甜味,易溶于水,难溶于有机溶剂。

单糖无论是醛糖还是酮糖,以环状结构存在时都能形成苷羟基,而苷羟基比较活泼,从而使单糖具有以下特性。

1. 氧化反应

单糖无论是醛糖还是酮糖都是还原性糖。

Note

2. 酯化反应

单糖分子中含有多个羟基,其中包含一个苷羟基,它能与酸发生**酯化反应**。如葡萄糖在一定条件下可与磷酸作用生成葡萄糖-1-磷酸、葡萄糖-6-磷酸及葡萄糖-1,6-二磷酸。

$$\text{葡萄糖} + HO\!\!-\!\!PO_3H_2 \longrightarrow \text{葡萄糖-1-磷酸} + H_2O$$

葡萄糖   葡萄糖-1-磷酸

3. 成苷反应

单糖环状结构中的苷羟基容易与含有羟基的化合物(如醇、酚)发生缩合反应,脱去一分子水,生成**糖苷**(简称苷),该反应称为**成苷反应**。例如,葡萄糖在干燥 HCl 作用下与甲醇反应生成葡萄糖甲苷。

$$\text{葡萄糖} + CH_3OH \longrightarrow \text{葡萄糖甲苷} + H_2O$$

葡萄糖   葡萄糖甲苷

糖苷由糖和非糖两个部分组成,糖的部分称为糖苷基,非糖部分称为配糖基。由于糖苷分子中已没有苷羟基,所以糖苷不再具有还原性。

糖苷广泛存在于植物体中,且大多数具有生物活性,是许多中草药的有效成分。比如:苦杏仁中的苦杏仁苷有止咳作用,甘草中的甘草皂苷是甘草解毒的有效成分,洋地黄中的洋地黄毒苷有强心作用。

二、双糖

双糖也称二糖,是最重要的低聚糖,可水解生成两分子单糖。常见的双糖有蔗糖、麦芽糖、乳糖等,它们的分子式都是 $C_{12}H_{22}O_{11}$,互为同分异构体。

(一)蔗糖

蔗糖是自然界分布最广的双糖,因其在甘蔗和甜菜中含量最多,故称为蔗糖或甜菜糖。蔗糖是无色晶体,熔点为 186 ℃,易溶于水而难溶于乙醇,甜度低于果糖,是日常生活和医药上广泛应用的一种糖。

蔗糖结构式如下:

α-葡萄糖部分   β-果糖部分

蔗糖分子中无苷羟基,无还原性,不能与托伦试剂、班氏试剂反应,是非还原性双糖。在酸或酶的作用下,**1 分子蔗糖水解生成 1 分子葡萄糖和 1 分子果糖。**

$$C_{12}H_{22}O_{11} + H_2O \xrightarrow{H^+ \text{或酶}} C_6H_{12}O_6 + C_6H_{12}O_6$$

蔗糖   葡萄糖   果糖

知识链接

科学工作者规定蔗糖甜度为 1。与蔗糖比较某些糖及甜味剂的甜度见表 7-4。

表 7-4 某些糖及甜味剂的甜度对比表

糖类	甜度	非糖甜味剂	甜度
蔗糖	1	木糖醇	1
麦芽糖	0.46	阿斯巴甜	$150\sim250$
乳糖	0.35	醋磺内酯钾	200
半乳糖	0.32	甜蜜素	50
葡萄糖	0.7	安赛蜜	200
果糖	1.7	糖精	$240\sim500$
山梨糖	0.5		

(二) 麦芽糖

麦芽糖是淀粉在 α-淀粉酶的催化下部分水解的产物。麦芽糖在大麦芽中含量很丰富,饴糖是麦芽糖的粗制品。在人体内,麦芽糖是淀粉类食物在消化过程中的一种中间产物。

麦芽糖结构式如下:

α-葡萄糖部分   葡萄糖部分(α 型和 β 型均可)

麦芽糖分子中有苷羟基,有还原性,能与托伦试剂、班氏试剂反应,是还原性双糖。在酸或酶的作用下,**1 分子麦芽糖水解生成 2 分子葡萄糖**,可用作营养剂和细菌培养基。

$$C_{12}H_{22}O_{11} + H_2O \xrightarrow{H^+ \text{或酶}} 2C_6H_{12}O_6$$

麦芽糖   葡萄糖

(三) 乳糖

乳糖主要存在于哺乳动物的乳汁中,牛乳中含乳糖 $4\%\sim5\%$,人乳中含 $5\%\sim8\%$。乳糖是白色晶体,微甜,水溶性小,没有吸湿性,在医药中常作为散剂、片剂的填充剂。

乳糖结构式如下:

β-半乳糖部分 葡萄糖部分(α型和β型均可)

乳糖分子仍有苷羟基,有还原性,能与托伦试剂、班氏试剂反应,是还原性双糖。在酸或酶的作用下,**1 分子乳糖水解生成 1 分子葡萄糖和 1 分子半乳糖。**

$$C_{12}H_{22}O_{11} + H_2O \xrightarrow{H^+ \text{或酶}} C_6H_{12}O_6 + C_6H_{12}O_6$$

乳糖　　　　　　　　　　　　半乳糖　葡萄糖

三、多糖

多糖是由许多单糖分子通过分子间脱水以苷键连接而成的高分子聚合物,又称多聚糖。由同一种单糖组成的多糖称为均多糖,如淀粉、纤维素和糖原,它们都是由葡萄糖脱水缩合而成的多糖,分子式可用通式$(C_6H_{10}O_5)_n$表示。由不同的单糖及其衍生物组成的多糖称为杂多糖,如透明质酸、肝素、硫酸软骨素等。

多糖一般为无定形粉末,无一定熔点,没有甜味,大多数不溶于水,少数能溶于水形成胶体溶液。多糖分子中虽然有苷羟基,但因为相对分子质量很大,它没有还原性,属于非还原性糖,不能与托伦试剂、班氏试剂反应。在酸或酶的作用下,多糖可以逐步水解,最终产物为单糖。

(一) 淀粉

淀粉是植物经光合作用而形成的多糖,是植物储存营养物质的一种形式,亦是人类最重要的食物之一。大量存在于植物的种子、块茎及根中。

根据结构上的不同,淀粉分为直链淀粉(图 7-2)和支链淀粉(图 7-3)。天然淀粉中直链淀粉占 10%～30%,支链淀粉占 70%～90%。玉米淀粉中直链淀粉占 27%,其余为支链淀粉;而糯米几乎全是支链淀粉。有些豆类淀粉全是直链淀粉,直链淀粉比支链淀粉容易消化。

图 7-2 直链淀粉结构示意图

图 7-3 支链淀粉结构示意图

淀粉是白色无定形粉末,无味。直链淀粉不易溶于冷水,在热水中形成半透明胶体溶液;支链淀粉不溶于水,与热水作用则成糊状。

直链淀粉遇碘溶液显蓝色,加热蓝色消失,冷却后又显蓝色;支链淀粉遇碘溶液显紫红色。淀粉与碘作用现象明显,反应灵敏,往往用于淀粉和碘的定性检测。

淀粉在稀酸或酶的作用下水解,最后生成葡萄糖。淀粉水解过程可表示如下:

$$(C_6H_{10}O_5)_n \longrightarrow (C_6H_{10}O_5)_m \longrightarrow C_{12}H_{22}O_{11} \longrightarrow C_6H_{12}O_6$$

淀粉　　　　　　　糊精　　　　　　麦芽糖　　　　　葡萄糖

课堂互动

多糖没有甜味,但是为什么我们在咀嚼米饭和馒头时能感觉到甜味?

(二)糖原

糖原是人和动物体内储存葡萄糖的一种形式,是均多糖,又称肝糖或动物淀粉。主要存在于肝脏和肌肉中,因此有肝糖原和肌糖原之分。

糖原的组成单元是 α-葡萄糖,在结构上与支链淀粉相似,但糖原的分子比支链淀粉更大,分支更多,结构更复杂。其结构如图 7-4 所示。

图 7-4　糖原结构示意图

糖原是无定形粉末,不溶于冷水,溶于热水,溶解后呈透明胶体溶液。糖原能够调节机体血糖的含量,当血液中葡萄糖含量增多时,多余的葡萄糖就转变成糖原储存于肝脏中;当血液中葡萄糖含量降低时,肝糖原就分解为葡萄糖进入血液中,以维持血液中葡萄糖的正常含量。

(三)纤维素

纤维素是植物细胞壁的主要成分,在自然界中含量非常丰富。棉花含纤维素 95% 以上,亚麻中约含 80%,木材中纤维素平均含量为 50%~70%,蔬菜中也含有丰富的纤维素。

纤维素的组成单元是 β-葡萄糖,是均多糖,结构与直链淀粉相似,但排列更紧密,没有螺旋。纤维素分子的链和链之间借助分子间的氢键拧成像绳索状的结构,这种结构具有一定的机械强度和韧性,在植物体内起着支撑的作用。其结构如图 7-5 所示。

纤维素是白色、无臭、无味的固体,不溶于水和一般的有机溶剂,无还原性。纤维素比淀粉难水解,一般需要在高温、高压、浓硫酸的作用下进行,水解的最终产物是 β-葡萄糖。

牛、羊、马等食草动物的胃能分泌纤维素水解酶,能将纤维素水解成葡萄糖,所以纤维素可作为食草动物的饲料。人的胃不能分泌纤维素水解酶,因此不能作为人的能量物质。

图 7-5　绳索状纤维素链示意图

但纤维素能够刺激胃肠道,促进消化液分泌,增加胃肠蠕动,防止便秘,有助于有害物质排出,缩短食物残渣在体内停留时间。因此,纤维素是健康饮食不可缺少的一个重要组成部分。

第三节　蛋　白　质

导学情景

从 2003 年 5 月至 2004 年 3 月,安徽阜阳地区两百多名婴儿陆续患上一种怪病,脸大如盘,四肢短小,当地人称之为"大头娃娃"。国务院调查组通过卫生学调查证实,不法分子用淀粉、蔗糖等价格低廉的食品原料全部或部分替代乳粉,再用奶香精等添加剂进行调味,制造出劣质奶粉,其中婴儿生长发育所必需的蛋白质、脂肪以及维生素和矿物质含量远低于国家相关标准。按标准,0～6 个月的婴儿奶粉蛋白质含量应为 12%～18%,但安徽阜阳农村的一些劣质奶粉,蛋白质含量最低的只有 0.37%。不少新生儿成为营养严重不良的"大头娃娃"。这些连面粉都不如的"无营养"劣质婴儿奶粉一度在阜阳农村市场泛滥。长期食用这种劣质奶粉会导致婴幼儿营养不良、高度浮肿、生长停滞、免疫力下降,进而并发多种疾病甚至死亡。

蛋白质对人体来说非常重要。蛋白质是组成人体所有细胞、组织的重要成分,约占人体全部质量的 18%。它是构成细胞的基本有机物,是生命活动的主要承担者。蛋白质参与骨骼和肌肉的生长,婴幼儿的生长发育需要更多的蛋白质,缺乏蛋白质对儿童的生长发育影响非常大。

蛋白质是构成生命的基本物质,人和动物的肌肉、毛发、皮肤、指甲、血清、血红蛋白、神经、激素和酶等都是由不同蛋白质组成的。一切重要的生理功能和生命现象,比如生物的运动、生长、消化、吸收、遗传和繁殖等都与蛋白质密切相关,没有蛋白质就没有生命。氨基酸是构成蛋白质的基本结构单位,是人体不可缺少的物质。

一、氨基酸

(一)氨基酸的结构、分类和命名

在结构上,**氨基酸可以看作羧酸分子中烃基上的一个或几个氢原子被氨基取代后生成的化合物。**氨基酸分子中有氨基($-NH_2$)和羧基($-COOH$)两种官能团。

目前发现自然界存在的氨基酸种类很多,构成人体内蛋白质的氨基酸仅 20 种。根据氨基酸分子中烃基的结构不同,分为脂肪氨基酸、芳香氨基酸和杂环氨基酸;根据分子中氨基和羧基的相对数目,分为中性氨基酸、酸性氨基酸和碱性氨基酸;根据氨基和羧基的相对位置,分为 α-氨基酸、β-氨基酸和 γ-氨基酸等。如果氨基和羧基连在同一个碳上,称为 α-氨基酸。组成生物体蛋白质的都是 α-氨基酸,其结构通式表示如下:

$$R-\overset{\alpha}{\underset{NH_2}{CH}}-COOH$$

氨基酸可用系统命名法命名,但常用反映其来源或性质的俗名。如谷氨酸因最初来源于谷物而得名,甘氨酸是由于具有甜味而得名。

组成人体蛋白质的 20 种 α-氨基酸的结构、分类和命名见表 7-5。

表 7-5　组成人体蛋白质的 20 种 α-氨基酸

中英文名称	结　构　式	中英文缩写		等电点
中性氨基酸				
甘氨酸　glycine (氨基乙酸)	$H-\underset{NH_2}{\overset{}{CH}}-COOH$	甘	Gly	5.97
丙氨酸　alanine (α-氨基丙酸)	$CH_3-\underset{NH_2}{\overset{}{CH}}-COOH$	丙	Ala	6.02
缬氨酸*　valine (α-氨基-β-甲基丁酸)	$CH_3-\underset{CH_3}{\overset{}{CH}}-\underset{NH_2}{\overset{}{CH}}-COOH$	缬	Val	5.96
异亮氨酸*　isoleucine (α-氨基-β-甲基戊酸)	$CH_3-CH_2-\underset{\overset{\displaystyle CH_3}{|}}{CH}-\underset{NH_2}{\overset{}{CH}}-COOH$	异亮	Ile	6.02
亮氨酸*　leucine (α-氨基-γ-甲基戊酸)	$CH_3-\underset{\overset{\displaystyle CH_3}{|}}{CH}-CH_2-\underset{NH_2}{\overset{}{CH}}-COOH$	亮	Leu	5.98
丝氨酸　serine (α-氨基-β-羟基丙酸)	$HO-CH_2-\underset{NH_2}{\overset{}{CH}}-COOH$	丝	Ser	5.68
半胱氨酸　cysteine (α-氨基-β-巯基丙酸)	$HS-CH_2-\underset{NH_2}{\overset{}{CH}}-COOH$	半胱	Cys	5.05
苯丙氨酸*　phenylalanine (α-氨基-β-苯基丙酸)	⬡$-CH_2-\underset{NH_2}{\overset{}{CH}}-COOH$	苯	Phe	5.46
蛋氨酸*　methionine (α-氨基-γ-甲硫基丁酸)	$CH_3-S-CH_2-CH_2-\underset{NH_2}{\overset{}{CH}}-COOH$	蛋	Met	5.74

续表

中英文名称	结　构　式	中英文缩写		等电点
苏氨酸* threonine （α-氨基-β-羟基丁酸）	$CH_3-CH-CH-COOH$ 　　　　　HO　NH$_2$	苏	Thr	5.60
脯氨酸 proline （α-四氢吡咯甲酸）	⬠—COOH N H	脯	Pro	6.30
酪氨酸 tyrosine （α-氨基-β-对羟苯基丙酸）	$HO-\bigcirc-CH_2-CH-COOH$ 　　　　　　　　NH$_2$	酪	Tyr	5.68
天冬酰胺 asparagine （α-氨基丁酰氨酸）	O ‖ $H_2N-C-CH_2-CH-COOH$ 　　　　　　　NH$_2$	天酰或 天-NH$_2$	Asn 或 Asp-NH$_2$	5.41
谷氨酰胺 glutamine （α-氨基戊酰氨酸）	O ‖ $H_2N-C-CH_2-CH_2-CH-COOH$ 　　　　　　　　　NH$_2$	谷酰或 谷-NH$_2$	Gln	5.63
色氨酸* tryptophan ［α-氨基-β-(3-吲哚)丙酸］	$CH_2-CH-COOH$ 　　　　NH$_2$	色	Try (Trp)	5.89
酸性氨基酸				
天冬氨酸 aspartic acid （α-氨基丁二酸）	$H_2N-CH-COOH$ 　　　CH$_2$—COOH	天	Asp	2.77
谷氨酸 glutamic acid （α-氨基戊二酸）	$HOOC-CH_2-CH_2-CH-COOH$ 　　　　　　　　　NH$_2$	谷	Glu	3.22
碱性氨基酸				
精氨酸 arginine （α-氨基-δ-胍基戊酸）	$H_2N-C-NH-CH_2-CH_2-CH_2-CH-COOH$ 　　　NH　　　　　　　　　　　NH$_2$	精	Arg	10.76
组氨酸 histidine ［α-氨基-β-(5-咪唑)丙酸］	$CH_2-CH-COOH$ 　　　　NH$_2$	组	His	7.59
赖氨酸* lysine （α,ε-二氨基己酸）	$CH_2-CH_2-CH_2-CH_2-CH-COOH$ NH$_2$　　　　　　　　　NH$_2$	赖	Lys	9.74

　　组成人体蛋白质的氨基酸绝大多数能在人体内合成，或者由其他氨基酸转变而成，但是有 8 种氨基酸（表 7-5 中注 * 号的）在成人体内不能合成，或合成速率不能满足机体的需要，必须从每日膳食中补充，否则就难以维持机体的氮平衡。人们把这些**在人体内不能自**

身合成,但又是人体所必需的,只能依靠食物供给的氨基酸称为**必需氨基酸**。对于婴儿,组氨酸也是必需氨基酸。

如果缺乏必需氨基酸就会引起某些病症。人们不能从某单一食物得到所有的必需氨基酸,因此食物必须多样化。

(二) 氨基酸的性质

氨基酸一般为无色晶体,可溶于强酸或强碱溶液,大多数氨基酸易溶于水,而难溶于有机溶剂。有的氨基酸无味,有的有甜味或苦味。谷氨酸的钠盐具有鲜味,它是调味品"味精"的有效成分。氨基酸熔点一般为 230～300 ℃,比相应的羧酸或胺类高,许多氨基酸在接近熔点时分解,放出二氧化碳。

氨基酸分子中既含有氨基又含有羧基,因此它具有羧酸和胺类化合物的性质。同时,由于氨基与羧基之间的相互影响及分子中 R 基团的某些特殊结构的作用,又显示出一些特殊的性质。

1. 氨基酸的两性性质和等电点

氨基酸分子中同时含有羧基(—COOH)和氨基(—NH$_2$),既能与较强的酸作用生成盐,又能与较强的碱作用生成稳定的盐,表现出两性化合物的特征。例如:

$$\text{R—CH—C(=O)—OH} + \text{HCl} \longrightarrow \text{R—CH—C(=O)—OH}$$

$$\text{R—CH—C(=O)—OH} + \text{NaOH} \longrightarrow \text{R—CH—C(=O)—O}^- \text{Na}^+ + \text{H}_2\text{O}$$

同时,氨基酸分子内的氨基和羧基也可相互作用生成分子内盐,这是一种既带正电荷又带负电荷的离子,称为两性离子或偶极离子。

$$\text{R—CH(NH}_2\text{)—COOH} \rightleftharpoons \text{R—CH(NH}_3^+\text{)—COO}^-$$

内盐(两性离子)

实验证明,晶体氨基酸都以两性离子形式存在。这种特殊的两性离子结构决定了氨基酸静电引力大,熔点高,可溶于水而难溶于有机溶剂的性质。

两性离子的净电荷为零,处于等电状态,在电场中不向任何一极移动,此时溶液的 pH 称为**氨基酸的等电点**,用 pI 表示。氨基酸的等电点是氨基酸的特征常数,不同的氨基酸一般有不同的等电点。组成人体蛋白质的 20 种 α-氨基酸的等电点见表 7-5。

氨基酸在水溶液中的带电情况,除了由本身的结构决定外,还可以通过溶液酸碱度的调节加以改变。当溶液的 pH＞pI 时,氨基酸主要以阴离子形式存在;pH＜pI 时,氨基酸主要以阳离子形式存在;pH＝pI 时,氨基酸主要以两性离子形式存在。

氨基酸在酸、碱溶液中的变化,可表示如下:

$$\text{R—CH(NH}_3^+\text{)—COOH} \underset{\text{H}^+}{\overset{\text{OH}^-}{\rightleftharpoons}} \text{R—CH(NH}_3^+\text{)—COO}^- \underset{\text{H}^+}{\overset{\text{OH}^-}{\rightleftharpoons}} \text{R—CH(NH}_2\text{)—COO}^-$$

阳离子	两性离子	阴离子
pH＜pI	pH＝pI	pH＞pI

在等电点时,氨基酸的溶解度最小,最容易从溶液中析出。因此,可以通过调节溶液 pH 的方法,将等电点不同的氨基酸从其混合液中分离出来。

课堂互动

在 pH＝3 和 pH＝8 的水溶液中,甘氨酸分别主要以何种形式存在?

2. 成肽反应

一分子 α-氨基酸的氨基和另一分子 α-氨基酸的羧基之间脱水缩合生成肽的反应称为成肽反应。

$$H_2N-\overset{O}{\underset{R}{\overset{||}{C}}}\!-\!\overset{}{\underset{}{C}}\!-\!\boxed{OH + H}\!-\!\overset{H}{\underset{R'}{N}}\!-\!\overset{}{\underset{}{C}}\!-\!COOH \xrightarrow[\triangle]{-H_2O} H_2N-\overset{O}{\underset{R}{\overset{||}{C}}}\!-\!\overset{}{\underset{}{C}}\!-\!\boxed{\overset{O}{\underset{}{\overset{||}{C}}}\!-\!\overset{H}{\underset{}{N}}}\!-\!\overset{}{\underset{R'}{C}}\!-\!COOH$$

酰胺键

肽分子中的**酰胺键也叫肽键**。两分子 α-氨基酸通过一个肽键连接形成二肽,二肽分子中仍然有游离的—NH_2 和—COOH,可以继续与 α-氨基酸发生脱水缩合反应,形成三肽、四肽、五肽等长链大分子。三肽以上的肽称为多肽。多肽常呈链状,因此也称肽链。

由于结合顺序不同,两种不同的氨基酸形成的二肽有 4 种,三种不同的氨基酸形成的三肽有 6 种,四种不同的氨基酸形成的四肽有 24 种,以此类推,参与形成多肽的氨基酸越多,多肽的种类也就越多。当多肽相对分子质量达到 6000 以上时,就形成了蛋白质。尽管组成蛋白质的氨基酸只有 20 种,但是,由于氨基酸的种类、数量和排列顺序的不同,人体中蛋白质多达 10 万种以上。这些蛋白质的结构、功能千差万别,形成了生命的多样性和复杂性。

知识链接

多肽在医学上有重要的应用价值。比如临床引产的催产素、外科休克及尿崩症的加压素等激素都是具有生物活性的多肽,其中催产素和加压素都是由 9 个氨基酸组成的九肽,二者结构相似,仅第三位和第八位氨基酸残基不同,其他都一样。从功能上来说,催产素能促使子宫和平滑肌收缩,临床上用于产程后期催产和治疗产后出血及子宫恢复不全等,而加压素的主要作用是降低肾小球的滤过率,增加肾脏对水和钠离子的吸收,使血管收缩,血压升高。

二、蛋白质

(一) 蛋白质的组成

蛋白质是一类非常复杂的化合物,相对分子质量很大,从几万到几千万不等,属于天然有机高分子化合物。蛋白质主要由碳、氢、氧、氮四种元素组成,多数蛋白质还含有硫元素,一些蛋白质含有磷、碘、铁、铜、锌及锰等元素。其中主要元素的含量见表 7-6。

表 7-6 蛋白质组成元素及含量

组成元素	质量分数/(%)	组成元素	质量分数/(%)
C	50～55	N	13～19
H	6～7	S	0～4
O	19～24	其他	0～1

在生物体内,各种不同来源的蛋白质的含氮量都接近 16%,即 **1 g 氮元素相当于 6.25 g 蛋白质,6.25 称为蛋白质系数**。因此可以根据氮的含量计算出样品中蛋白质的含量。

$$m(蛋白质) = m(N) \times 6.25$$

知识拓展

蛋白质的结构复杂,种类繁多,分类方法也多样,最常用的分类方法如下。

1. 按照分子的形状分为球状蛋白质和纤维状蛋白质

球状蛋白质的分子形状类似于球,比如血红蛋白、酶、肌红蛋白、激素蛋白等都属于球状蛋白质。纤维状蛋白质的分子形状类似细棒状纤维,比如角蛋白、骨胶蛋白、丝心蛋白等。

2. 按照化学组成分为单纯蛋白质和结合蛋白质

单纯蛋白质都是由 α-氨基酸组成的蛋白质,比如白蛋白、球蛋白、精蛋白等。结合蛋白质是由单纯蛋白质与非蛋白质成分(称为辅基)如含磷化合物、金属、糖、脂肪、色素等结合而成的复杂蛋白质,比如核蛋白、血红蛋白等。

3. 按照生物功能分

蛋白质在生物体内功能非常复杂,一方面,蛋白质参与构成各种组织的基本结构,例如,角蛋白是毛发、指甲、皮肤等的组成成分,骨胶蛋白是组成腱、骨的重要成分等。另一方面,蛋白质还起生物调节作用,例如,血红蛋白能运输氧气,胰岛素能调节葡萄糖的代谢,还有生物催化剂——酶等。

(二) 蛋白质的结构

蛋白质分子具有特定结构,通常分为一级结构、二级结构、三级结构和四级结构四个层次(图 7-6)。

一级结构　二级结构　　三级结构　　四级结构

图 7-6 蛋白质结构示意图

蛋白质的一级结构又称初级结构或基本结构,是指多肽链中 α-氨基酸的排列顺序。肽键是维系一级结构的主要化学键。有些蛋白质分子是由一条多肽链组成的,有些蛋白质分子是由两条或多条多肽链组成的。一级结构是决定蛋白质特异性的主要原因。

Note

蛋白质的二级、三级、四级结构又统称为蛋白质的空间结构或高级结构。一般是部分卷曲、盘旋、折叠或整条多肽链卷曲成螺旋状形成缔合体。空间结构决定蛋白质特有的生物活性。

> **知识链接**
>
> **胰岛素的作用及人工合成结晶牛胰岛素**
>
> 　　人和动物体的胰脏能分泌胰岛素,它能促进外周组织对葡萄糖的利用,抑制糖原重新分解为葡萄糖,降低血糖,还能防止蛋白质和脂肪向葡萄糖转化。当机体内代谢发生障碍,胰岛素分泌不足时,都会造成血糖升高,引起糖尿病。
>
> 　　1965 年,我国科学工作者用人工方法合成出了具有生物活性的结晶牛胰岛素,是世界上第一个人工合成的、具有生理活性的蛋白质。胰岛素人工合成的成功为我国蛋白质的基础研究和实际应用开辟了广阔的前景。

(三) 蛋白质的性质

蛋白质是由 α-氨基酸通过肽键连接形成的高分子化合物,其部分理化性质与 α-氨基酸相似,如能产生两性电离,也具有等电点,但也有部分性质不同于氨基酸,如变性、盐析等。

1. 蛋白质的两性性质和等电点

蛋白质分子中存在着游离的氨基和羧基,能产生两性电离。

蛋白质分子在不同 pH 溶液中存在形式可表示如下:

$$
\underset{\substack{\text{阴离子}\\ \text{pH}>\text{pI}}}{\overset{\text{NH}_2}{\underset{\text{COO}^-}{\text{Pr}}}}
\underset{\text{OH}^-}{\overset{\text{H}^+}{\rightleftharpoons}}
\underset{\substack{\text{两性离子}\\ \text{pH}=\text{pI}}}{\overset{\text{NH}_3^+}{\underset{\text{COO}^-}{\text{Pr}}}}
\underset{\text{OH}^-}{\overset{\text{H}^+}{\rightleftharpoons}}
\underset{\substack{\text{阳离子}\\ \text{pH}<\text{pI}}}{\overset{\text{NH}_3^+}{\underset{\text{COOH}}{\text{Pr}}}}
$$

蛋白质在溶液中的带电状态主要取决于溶液的 pH,当蛋白质所带的正、负电荷相等时,即成为净电荷为零的两性离子,此时溶液的 pH 称为该**蛋白质的等电点(pI)**。

不同的蛋白质由于组成不同,含有游离的氨基和羧基及其他可解离的基团数目不同,解离程度也不同,故具有不同的等电点。部分蛋白质的等电点见表 7-7。

表 7-7　部分蛋白质的等电点

蛋白质	等电点(pI)	来源	蛋白质	等电点(pI)	来源
胃蛋白酶	2.88	猪胃	血清球蛋白	5.4～5.5	马血
丝蛋白	2.0～2.4	蚕丝	血红蛋白	6.7	血液
酪蛋白	4.6	牛乳	肌球蛋白	7.0	肌肉
卵清蛋白	4.84～4.90	鸡蛋	鱼精蛋白	12.0～12.4	鲑鱼精
胰蛋白酶	5.0	胰液			

人和动物体内大多数蛋白质的等电点在 5 左右。由于人体中的体液(如血液、组织液和细胞内液等)的 pH 约为 7.4,所以体内蛋白质分子大多以阴离子的形式存在,可与体液中的 K^+、Ca^{2+}、Na^+、Mg^{2+} 等阳离子结合成盐,称蛋白质盐,它可与蛋白质组成缓冲对,在体液中起重要的缓冲作用。

在等电点时，蛋白质易沉淀析出。在一定 pH 的溶液中，不同蛋白质带电情况不同，在电场作用下电泳情况也不同，借此性质可对蛋白质进行分离鉴定。如电泳分析法在临床上常用于测定血清蛋白质的成分，借以诊断疾病。

课堂互动

试分析胃蛋白酶在 pH 为 7 的溶液中是以什么形式存在的。

2. 盐析

【演示实验】 在盛有鸡蛋清溶液的试管中，缓慢地加入饱和的 $(NH_4)_2SO_4$ 或 Na_2SO_4 溶液，静置，观察现象。将试管中带有沉淀的液体倒入另一盛有蒸馏水的试管中，观察沉淀是否溶解。

卵清蛋白等蛋白质能溶于水，形成相对稳定的溶液，加入浓的无机盐（$(NH_4)_2SO_4$、Na_2SO_4 或 NaCl 溶液后，蛋白质溶解度降低而变为沉淀从溶液中析出，这种作用叫作**盐析**。析出的蛋白质仍然有原来的活性，加水后仍能溶解，所以说盐析是个可逆的过程，是物理变化。利用这个性质，可以利用多次盐析的方法分离、提纯蛋白质。

3. 变性

【演示实验】 在 2 支试管中分别加入 3 mL 鸡蛋清溶液，给一支试管加热，向另一支试管中加入少量乙酸铅溶液，观察发生的现象。将前者凝结的蛋白质和后者生成的沉淀分别放入 2 支盛有蒸馏水的试管中，观察是否能溶解。

实验证明，蛋白质加热到一定温度就会凝结；蛋白质遇重金属离子可结合成盐而沉淀。蛋白质的这种凝结或沉淀是不可逆的，它们不能再溶于水，并且也失去了生理活性。

蛋白质受到物理因素或化学因素的影响，空间结构被破坏，引起理化性质和生物学活性改变的现象称为**蛋白质的变性**。性质改变后的蛋白质称为变性蛋白质。变性蛋白质表现为生物活性丧失、溶解度降低、易被蛋白酶水解。一般能使蛋白质变性的化学方法有加强酸、强碱、重金属盐、甲醛、乙醇等；能使蛋白质变性的物理方法有加热（高温）、紫外线及 X 线照射、超声、高压处理等。

课堂互动

在临床上解救误服 Cu^{2+}、Pb^{2+}、Hg^{2+} 等重金属盐中毒时，要求患者立即服用大量含蛋白质丰富的生鸡蛋、牛奶或豆浆。为什么？

蛋白质的变性在医学上具有重要意义。临床上常用高温、高压、紫外线和 75% 的乙醇等物理或化学方法进行消毒，促使细菌或病毒的蛋白质变性而失去致病及繁殖能力；急救重金属盐中毒的患者，常先服用大量牛奶和蛋清，使蛋白质在消化道与重金属离子结合成变性蛋白质，有效阻止重金属离子被人体吸收；临床检验室常用钨酸三氯乙酸沉淀蛋白质制备无蛋白血滤液；采用热凝法检查尿蛋白；用放射性同位素治疗肿瘤；用福尔马林保存生物标本；低温保存激素、酶、疫苗和免疫血清等蛋白质生物制剂。

4. 颜色反应

蛋白质与一些试剂作用生成某种有颜色物质的反应称为蛋白质的颜色反应。如与茚三酮作用显蓝紫色、与碱性的硫酸铜作用显紫红色、含有苯环的蛋白质与浓硝酸作用显黄

Note

色等。蛋白质的颜色反应可用于蛋白质的定性定量分析。

另外，也可用灼烧的方法来检验蛋白质。因为某些蛋白质在被灼烧时，可产生烧焦羽毛的气味，如纯毛线、头发等。

日常生活中鉴别毛织物和棉织物的方法是什么？

5．水解

蛋白质在酸、碱或酶的作用下，逐步水解成相对分子质量较小的肽类化合物，最终得到各种 α-氨基酸。水解历程如下：

$$蛋白质 \longrightarrow 胨 \longrightarrow 胨 \longrightarrow 多肽 \longrightarrow 二肽 \longrightarrow α-氨基酸$$

食物中的蛋白质在人体内蛋白酶的作用下水解生成各种 α-氨基酸，然后被肠壁吸收进入血液，再在体内重新合成人体所需要的蛋白质。变性后的蛋白质，可被蛋白酶催化水解生成氨基酸，因而食物煮熟后所含的蛋白质，较易被人体内的蛋白酶催化水解。

知识拓展

生 物 酶

生物酶是一种具有生物活性的蛋白质，是生物体内许多复杂化学反应的催化剂。人类从发明酒、造醋、制酱和面粉发酵时起，就对生物催化作用有了初步的了解，但当时并不知道起催化作用的物质就是生物酶。

进入 19 世纪后期，人们开始对酶有了认识，并了解到酶来自生物细胞。到 20 世纪，人们已经发现了许多种酶，也对酶进行了大量研究。例如，1926 年第一次成功地从刀豆中提取了脲酶的结晶，并证明这种结晶具有蛋白质的化学性质，它能催化尿素分解为 NH_3 和 CO_2。此后，又相继分离出许多酶的结晶，如胃蛋白酶、胰蛋白酶等。现在，人们鉴定出的酶已达 2000 多种。

研究表明，酶的成分与蛋白质一样，也是由氨基酸长链组成。其中一部分链呈螺旋状，一部分呈折叠的薄片结构，这两部分由不折叠的氨基酸链连接起来，而使整个酶分子成为特定的三维结构。生物酶是从生物体中产生的，它具有特殊的催化功能。生物催化具有以下特点。

1．易变性失活

生物酶具有蛋白质的一般特性，当受到高温、强酸、强碱、重金属离子、配位体或紫外线照射等因素影响时，非常容易失去催化活性。

2．催化反应条件温和

酶催化不像一般催化剂需要高温、高压、强酸、强碱等剧烈条件，其可在较温和的条件下进行。例如，在人体内的各种酶促反应，一般都是在体温（37 ℃）和血液的 pH（约为 7.4）条件下进行。

3．高度专一性

一种酶只能催化一类物质的化学反应，即酶是仅能促进特定化合物、特定化学键、特定化学变化的催化剂。例如，脲酶只能催化尿素分解，而对尿素衍生物和其他物质的水解不具有催化作用，也不能使尿素发生其他反应。麦芽糖酶只能催化麦芽糖水解成葡萄糖,蔗糖酶只能催化蔗糖水解成葡萄糖和果糖。

4. 催化高效性

酶的催化效率是一般无机催化剂的 $10^7 \sim 10^{13}$ 倍。酶能提高化学反应的速率,主要是显著降低了反应的活化能,使反应更易进行。而且酶在反应前后理论上是不被消耗的,还可回收利用。

人类对于生物酶的研究已经形成了一个独立的科学体系——生物酶工程,它是酶学和以 DNA 重组技术为主的现代分子生物学技术相结合的产物。其研究内容包括三个方面:一是利用 DNA 重组技术大量生产酶;二是对酶基因进行修饰,产生遗传修饰酶;三是设计新的酶基因,合成催化效率更高的酶。

 点 滴 积 累

一、油脂

1. 油脂是由甘油和高级脂肪酸生成的甘油酯,它是油和脂肪的总称。其结构通式如下:

$$
\begin{array}{l}
CH_2-O-\overset{\displaystyle O}{\overset{\|}{C}}-R_1 \\
CH-O-\overset{\displaystyle O}{\overset{\|}{C}}-R_2 \\
CH_2-O-\overset{\displaystyle O}{\overset{\|}{C}}-R_3
\end{array}
$$

2. 油脂可以发生水解、加成、氧化等反应。

（1）油脂在碱性条件下的水解反应,称为皂化反应。

（2）含有不饱和高级脂肪酸的油脂,分子中的碳碳双键可与氢或卤素加成。

（3）油脂在空气中放置一段时间,会发生油脂的酸败。

二、糖类

1. 糖类由 C、H、O 三种元素组成,在结构上,糖类是多羟基醛、多羟基酮或它们的脱水缩合产物。糖的分类和相互间的转化可表示为

2. 根据官能团的不同,单糖可分为醛糖和酮糖。常见的单糖有葡萄糖、果糖、核糖和脱氧核糖。其中葡萄糖和果糖分子式均为 $C_6H_{12}O_6$,二者为同分异构体,葡萄糖为己醛糖,果糖为己酮糖。

（1）单糖中无论醛糖还是酮糖,以哈沃斯式存在时,都能形成苷羟基,表现出还原性,在碱性条件下都能被托伦试剂和班氏试剂氧化。

Note

（2）凡能被托伦试剂和班氏试剂等弱氧化剂氧化的糖称为还原性糖；反之，称为非还原性糖。

（3）临床检验中，常用班氏试剂来检验尿液中的葡萄糖。

3. 能水解生成 2 分子单糖的糖称为双糖，常见的双糖有蔗糖、麦芽糖和乳糖，三者分子式均为 $C_{12}H_{22}O_{11}$，它们互为同分异构体。蔗糖是非还原性糖，麦芽糖和乳糖是还原性糖。

4. 多糖无甜味，多不溶于水，无还原性。常见的多糖有淀粉、糖原、纤维素等，可用通式 $(C_6H_{10}O_5)n$ 表示，它们水解的最终产物是葡萄糖。

直链淀粉遇碘分子显蓝色，常用以检验淀粉或碘分子的存在与否；支链淀粉遇碘分子显紫红色，糖原遇碘分子显红棕色。

三、蛋白质

1. 氨基酸

（1）氨基酸分子中有氨基（—NH_2）和羧基（—$COOH$）两种官能团。

（2）组成蛋白质的都是 α-氨基酸。其结构通式如下：

$$\overset{\alpha}{R—CH—COOH}$$
$$|$$
$$NH_2$$

（3）氨基酸存在两性解离和等电点，在等电点时其溶解度最小。氨基酸可发生成肽反应。

2. 蛋白质

（1）蛋白质主要由 C、H、O、N 四种元素组成，是高分子化合物。肽键是维系蛋白质一级结构的主要化学键。

（2）蛋白质与氨基酸一样具有两性性质和等电点。蛋白质能够发生盐析、变性、水解以及颜色反应。

目标检测

一、单项选择题

1. 1 mol 油脂完全水解后能生成（　　）。

A. 1 mol 甘油和 1 mol 甘油二酯　　　　B. 1 mol 甘油和 1 mol 脂肪酸

C. 1 mol 甘油和 3 mol 脂肪酸　　　　　D. 3 mol 甘油和 1 mol 脂肪酸

2. 油脂的皂化反应是指油脂的（　　）。

A. 氢化反应　　　　　　　　　　　　　B. 碱性水解反应

C. 加成反应　　　　　　　　　　　　　D. 氧化反应

3. 医药上常用的软皂的成分是（　　）。

A. 高级脂肪酸盐　　　　　　　　　　　B. 高级脂肪酸钠盐

C. 高级脂肪酸钾盐　　　　　　　　　　D. 高级脂肪酸钾钠盐

4. 提高饱和程度后，液态油变成固态的脂肪，这一过程称为油脂的（　　）。

A. 氢化　　　　　　B. 乳化　　　　　　C. 酯化　　　　　　D. 皂化

5. 碘值的大小可以用来判断油脂的（　　）。

A. 平均相对分子质量　　　　　　　　　B. 酸败程度

C. 不饱和程度　　　　　　　　　　　　D. 在水中的溶解度

6. 下列反应中,能够导致油脂酸败的反应是(　　　)。

A. 加氢反应　　　　B. 加碘反应　　　　C. 氧化反应　　　　D. 硬化反应

7. 下列说法正确的是(　　　)。

A. 糖类都能水解　　　　　　　　　　　B. 糖类都含有 C、H、O 三种元素

C. 糖类都有甜味　　　　　　　　　　　D. 含有 C、H、O 三种元素的有机物都属于糖类

8. 下列关于葡萄糖的说法中,不正确的是(　　　)。

A. 葡萄糖可以与银氨溶液发生银镜反应

B. 葡萄糖可以与班氏试剂反应产生砖红色沉淀

C. 葡萄糖在酶的作用下,发生氧化反应,放出热量

D. 葡萄糖不能被人体直接吸收

9. 血糖通常是指血液中的(　　　)。

A. 葡萄糖　　　　　B. 糖原　　　　　C. 果糖　　　　　D. 核糖

10. 临床上检验尿糖所用试剂为(　　　)。

A. 托伦试剂　　　　B. 班氏试剂　　　　C. NaOH 试剂　　　D. HCl 试剂

11. 下列说法中,正确的是(　　　)。

A. 单糖能发生水解反应　　　　　　　　B. 单糖的分子式都是 $C_6H_{12}O_6$

C. 单糖都有还原性　　　　　　　　　　D. 单糖都无还原性

12. 既能发生水解反应,又有还原性的糖是(　　　)。

A. 果糖　　　　　　B. 葡萄糖　　　　　C. 蔗糖　　　　　D. 麦芽糖

13. 下列物质中,不能发生水解反应的糖是(　　　)。

A. 淀粉　　　　　　B. 蔗糖　　　　　C. 果糖　　　　　D. 纤维素

14. 下列糖中人体消化酶不能消化的是(　　　)。

A. 淀粉　　　　　　B. 蔗糖　　　　　C. 果糖　　　　　D. 纤维素

15. 下列糖中遇碘显蓝色的是(　　　)。

A. 淀粉　　　　　　B. 蔗糖　　　　　C. 果糖　　　　　D. 纤维素

16. 下列氨基酸中,不属于 α-氨基酸的是(　　　)。

A. $H_2N—CH_2—COOH$　　　　　　　B. $CH_3—CH—CH_2—COOH$
${|}$
${NH_2}$

C. $CH_3—\underset{NH_2}{\overset{COOH}{C}}—CH_3$　　　　　　　D. $H_2N—\underset{CH_3—CH_2}{CH}—COOH$

17. 下列关于氨基酸的说法中,不正确的是(　　　)。

A. 氨基酸分子中既含有羧基,又含有氨基

B. 氨基酸通过肽键可生成多肽

C. 氨基酸能与 HCl 反应生成盐

D. 氨基酸不能与 NaOH 溶液反应

18. 下列物质中,不属于高分子化合物的是(　　　)。

A. 糖原　　　　　　B. 淀粉　　　　　C. 蛋白质　　　　D. 脂肪

19. 下列关于蛋白质的说法错误的是(　　　)。

Note

A．蛋白质是生命的基础，没有蛋白质就没有生命

B．任何一种蛋白质只含有 C、H、O、N 四种元素，不含其他元素

C．肌肉、血清、毛发、指甲中都含有蛋白质

D．蛋白质水解后能生成 α-氨基酸

20．下列物质中，不符合"既可与盐酸反应，又可与 NaOH 反应"的物质是（　　）。

A．氨基酸　　　　　B．多肽　　　　　　C．蛋白质　　　　　D．淀粉

21．在组成蛋白质的氨基酸中，人体必需的氨基酸有（　　）。

A．6 种　　　　　　B．7 种　　　　　　C．8 种　　　　　　D．9 种

22．在多肽链中，氨基酸相互连接的主键是（　　）。

A．氢键　　　　　　B．二硫键　　　　　C．肽键　　　　　　D．酯键

23．误服重金属盐使人中毒，可采用下列哪种措施急救？（　　）

A．喝大量开水　　　　　　　　　　B．喝大量氯化钠溶液

C．喝大量牛奶　　　　　　　　　　D．喝大量葡萄糖水

24．临床利用蛋白质受热凝固的性质检验患者尿中的蛋白质，这是属于蛋白质的（　　）。

A．水解反应　　　　B．变性作用　　　　C．显色反应　　　　D．盐析作用

25．欲使蛋白质沉淀且不变性，宜选用（　　）。

A．有机溶液　　　　B．重金属盐　　　　C．浓硫酸　　　　　D．硫酸铵

二、填空题

1．油脂是＿＿＿＿＿和＿＿＿＿＿的总称，它是由＿＿＿＿＿和＿＿＿＿＿生成的甘油三酯。

2．生活中经常食用的猪油、牛油等常温下是＿＿＿＿＿态，称为＿＿＿＿＿；花生油、玉米油等常温下是＿＿＿＿＿态，称为＿＿＿＿＿。

3．油脂在空气中长期放置，会被氧气、水或微生物分解，生成相对分子质量较小的＿＿＿＿＿，而产生难闻的气味，称为＿＿＿＿＿。

4．根据水解情况，糖类可分为＿＿＿＿＿、＿＿＿＿＿、＿＿＿＿＿。

5．在临床检验中，常用＿＿＿＿＿检验尿液中的葡萄糖。

6．氨基酸分子中有既有碱性基团＿＿＿＿＿，又有酸性基团＿＿＿＿＿，因此氨基酸具有两性。在＿＿＿＿＿时氨基酸溶解度最小，可以利用此性质分离提纯某些氨基酸。

7．蛋白质主要由＿＿＿＿＿四种元素组成，是高分子化合物。蛋白质与氨基酸一样具有＿＿＿＿＿和＿＿＿＿＿。蛋白质能够发生＿＿＿＿＿、＿＿＿＿＿、＿＿＿＿＿和＿＿＿＿＿。

三、简答题

1．什么是油脂的酸败？如何防止油脂的酸败？

2．为什么在吃馒头或米饭时，多加咀嚼就会感到有甜味？那么人们吃的馒头、米饭需经过哪些反应，最后才被人体吸收？

3．如何鉴别奶粉和淀粉？如何鉴别葡萄糖和蔗糖？

4．医院里常采用高温蒸煮、紫外线照射、涂抹酒精等方法消毒，请解释其原因。

（刘　艳）

实　　训

实训一　化学实训基本操作

【实验目的】

（1）通过实验了解常用仪器的名称、用途和使用方法。

（2）掌握玻璃仪器的洗涤、干燥，酒精灯的使用，移液管、容量瓶的实验操作。

（3）培养严肃认真、实事求是的实验态度，养成科学规范的实验习惯。

【实验用品】

仪器：试管、试管夹、试管刷、酒精灯、量筒、铁架台、烧杯、移液管、容量瓶、滴管、托盘天平、药匙、玻璃棒、石棉网、吸量管、蒸发皿。

试剂：碳酸钠溶液、肥皂粉、稀盐酸、去污粉、粗食盐、蒸馏水。

【实验内容】

一、玻璃仪器的洗涤和干燥

（一）仪器的洗涤

化学实验经常使用各种玻璃仪器，而仪器是否干净，常常影响到实验结果的准确性。因此，实验室用过的试管、烧杯、量筒等玻璃仪器及导管、塞子均应立即洗涤干净。洗涤仪器的方法应根据实验要求、污物的性质、污染的程度和仪器的特点来选择。

1. 水洗

洗涤时先倒去废液，向容器中加入约 1/2 体积的水，振荡后将水倒掉，再用试管刷刷洗后连续用水冲洗几次即可。这样既可以使可溶性物质溶解，也可以除去灰尘，使不溶性物质脱落，但洗不去油污和有机物质。注意试管刷应转动和轻轻地上下移动，用力过猛会把玻璃仪器底部戳穿。

2. 洗涤剂洗

常用的洗涤剂有去污粉和合成洗涤剂，可除去油污和有机物质。

3. 酸洗或碱洗

如果容器壁附有不溶于水的碱、碱性物质、碳酸盐等，可先加稀盐酸溶解，再用水冲洗；如果附有油脂，可用肥皂粉或热的碳酸钠溶液刷洗。

4. 特殊污物的洗涤

如果仪器壁上某些污物用上述方法仍不能去除，可根据污物的性质，选用适当试剂洗涤。如：沾在器壁上的二氧化锰用浓盐酸洗涤；沾有硫黄时用硫化钠洗涤；银镜反应黏附的

Note

143

银可用硝酸洗涤等。

仪器用自来水洗净后,还需用蒸馏水洗涤 2～3 次,洗净后的玻璃仪器应透明,内壁不挂水珠,如下图所示。

洗干净的试管　　　　　　　　　　　未洗净的试管

练习:用水或洗衣粉将领取的仪器洗涤干净,抽取两件交教师检查。将洗净的仪器合理地存放于实验柜内。

(二) 仪器的干燥

1. 晾干

仪器在洗净后可以放置在干燥处,任其自然晾干。

2. 吹干

洗净的仪器如必须迅速干燥,可用干燥的压缩空气或电热吹风直接对仪器进行吹干。

3. 烘干

洗净的仪器放在电烘箱内烘干,温度控制在 105～110 ℃以下。此法适用于一般仪器。带实心玻璃塞的及厚壁仪器烘干时要注意慢慢升温并且温度不可过高,以免破裂。量器不可放于烘箱中烘。

4. 烤干

烧杯、蒸发皿等能加热的仪器可以置于石棉网上用小火烤干。试管可以直接在酒精灯上用小火烤干,但必须使试管口倾斜向下,以免水珠倒流、试管炸裂。

5. 有机溶剂干燥

带有刻度的计量仪器,不能用加热的方法进行干燥,加热会影响仪器的精密度。可以在洗净的仪器中加入一些易挥发的有机溶剂（常用的是酒精或酒精与丙酮体积比为 1∶1 的混合液），倾斜并转动仪器，使器壁上的水与有机溶剂混合，然后倒出，少量残留在仪器中的混合液很快挥发而使仪器干燥。

二、物质的加热和酒精灯的使用

（一）物质的加热

加热固体物质一般用干燥大试管，在离试管口 1/3 的地方用试管夹将试管夹好，试管口应略向下倾斜。然后预热整支试管，使之受热均匀后，再固定加热。液体物质的加热应将试管口倾斜，与水平线成 45°，液体量不能超过整支试管容积的 1/3。先均匀加热，再对准液体部位加热，不时移动加热位置，防止爆裂。用烧杯、烧瓶加热液体时，需垫上石棉网。

当被加热的物质要求受热均匀，且温度又不超过 100 ℃时，可用水浴加热。

（二）酒精灯的使用

酒精灯是无机化学实验室最常用的加热器具，常用于加热不需太高温度的实验，其火焰温度为 400～500 ℃。使用时应注意以下几点。

（1）酒精不可装得太满，一般不应超过灯容积的 2/3，也不能少于 1/4。添加酒精时应先将火熄灭。

（2）点燃酒精灯时，切勿用已燃着的酒精灯引燃。

（3）熄灭酒精灯时，要用灯罩盖熄，不可用嘴吹。为避免灯口炸裂，盖上灯罩火焰熄灭后，再提起灯罩，待灯口稍冷后再盖上灯罩。

（4）酒精灯连续使用时间不能太长，以免酒精灯灼热后，使灯内酒精大量汽化而发生危险。

三、试剂的取用

在实验室，固体试剂一般装在广口瓶内；液体试剂盛放在细口瓶或滴瓶内；见光易分解的试剂盛放在棕色瓶内；腐蚀性强的试剂保存在塑料瓶内。每个试剂瓶上都贴有标签，标明试剂的名称、浓度和配制日期。

Note

（一）固体试剂的取用

（1）固体试剂要用干净的药匙取用。一般药匙两端分别为大小两个匙,可根据用量多少选用。

（2）用过的药匙必须洗净晾干后才能再使用,以免污染试剂。

（3）取用试剂时,瓶塞要倒置实验台上,以免污染。试剂取用后,立即盖紧瓶塞,避免盖错。

（4）取药时不要超过指定用量。多取的试剂不能倒回原瓶,可放在指定容器中供他人使用。

（二）粉末状固体试剂的取用

把盛有粉末状试剂的广口瓶塞取下倒放在桌面上,用干净的药匙把粉末状试剂取出后,立即盖紧瓶塞,把试剂瓶放回原处。往试管里加固体粉末试剂时,将盛有试剂的药匙（或用小纸条折叠成"V"形纸槽）小心地送入试管底部,然后将试管直立起来,让试剂全部落入试管底部。

（三）块状固体试剂的取用

把盛有块状试剂的广口瓶塞取下倒放在桌面上,用镊子夹取试剂放入横放的容器口,再把容器慢慢地竖起来,使块状试剂缓缓地滑落到容器底部。随即盖紧瓶塞,把试剂瓶放回原处。

（四）液体试剂的取用

从滴瓶中取用试剂时,先提起胶头滴管至液面以上,再按捏胶头排去滴管内空气,然后伸入滴瓶液体中,放松胶头吸入试剂,再提起胶头滴管,按捏胶头将试剂滴入容器中。取用试剂时胶头滴管必须保持垂直,不得倾斜或倒立。滴加试剂时滴管应悬在盛接容器的正上方,不得将滴管伸入容器中或触及盛接容器器壁,以免污染。

从细口瓶中取用试剂时，先将瓶塞取下，倒放在实验台面上，然后将贴有标签的一面向着手心，逐渐倾斜瓶子，瓶口紧靠盛接容器的边缘或紧靠洁净的玻璃棒，慢慢倾倒至所需的体积。最后将瓶口剩余的一滴试剂"碰"到容器中去，以免液滴沿着瓶子外壁流下，注意不要盖错瓶塞，若用胶头滴管从细口瓶中取用少量液体，则胶头滴管一定要洁净、干燥。

准确量取液体试剂时，可用量筒、吸量管、移液管或滴定管，多取的试剂不能倒回原瓶，可倒入指定容器。往烧杯等大口容器中倾倒试液时，应用玻璃棒引流，往小口容器中倾倒试液时，可用漏斗。实验室中试剂的存放，一般都按照一定的次序和位置，不能随意变动，试剂取用后，应立即放回原处。

四、托盘天平

托盘天平用于粗略地称量物质的质量，它具有称量迅速的特点，但精确度不高，一般精确度为 0.1 g。

1. 托盘天平的构造

天平的横梁有左右两个托盘，横梁的中部有指针与刻度盘相对。根据指针在刻度盘左右的摆动情况，可以判断天平是否处于平衡状态。

2. 称量

在称量物体之前，应检查天平是否平衡。检查的方法：将游码拨到游码标尺的"0"刻度处，此时指针在刻度盘左右摆动的格数应相等，且指针静止时应位于刻度盘的中间位置。如果不平衡，可调节托盘下侧的平衡调节螺丝，使之平衡。

称量物体时，左盘放称量物，右盘放砝码。砝码应用镊子夹取，添加砝码时，应先加质量大的砝码，再加质量小的砝码，5 g 以下的砝码用游码代替，直至天平平衡为止。

称量时应注意：不能称量热的物品；称量物不能直接放在托盘上，应根据情况决定称量物放在称量纸、表面皿或其他容器中。

称量完毕，应将砝码放回砝码盒中，将游码拨到"0"刻度处，并将托盘放在一侧，以免天平摆动。应经常保持天平的整洁，托盘上有药品或其他污物时应立即清除。

五、吸量管、移液管的规格与使用方法

(一) 规格

移液管是一根中间有一膨大部分的细长玻璃管，管颈上端有一环形标线，用来准确移

取一定体积液体。见实训图 1-1(a),常用的移液管规格有 5 mL、10 mL、25 mL、50 mL 等。

吸量管是一根有刻度的细长玻璃管,用于准确量取其刻度范围内的任何体积的溶液,其准确度不如移液管。见实训图 1-1(b)。常用的吸量管规格有 1 mL、2 mL、5 mL、10 mL 等。

(二)洗涤

(1)右手拿移液管管颈以上(吸量管无刻度部分)。

(2)左手拿洗耳球,捏扁洗耳球挤出洗耳球内的空气,并将洗耳球紧按在移液管(吸量管)管口。

(3)吸取少量洗液,移去洗耳球,并将洗耳球倒放在桌面上,右手食指迅速按住管口。

(4)横放移液管(吸量管)并转动使洗液完全浸润管内壁。

实训图 1-1　移液管、吸量管

(5)直立,将洗液自管尖放回原洗液瓶中。

(6)用自来水冲洗干净,再用蒸馏水淌洗 3 次即可使用。

(三)使用方法

(1)用吸水纸或滤纸将移液管(吸量管)的尖端内外的水吸干。

(2)右手拿移液管管颈以上(吸量管无刻度部分),左手拿洗耳球。

(3)将移液管(吸量管)的尖端插入待吸液容量瓶内液面下 1~2 cm 处。

(4)将洗耳球按在移液管(吸量管)的管口,慢慢松开使少量溶液吸入管内,右手食指迅速按住管口(注意:不要使溶液回流,以免稀释溶液)。

(5)横放移液管(吸量管)并转动,使所移取的溶液完全浸润管内壁。

(6)直立,将溶液自管尖放到废液缸中,重复 3~4 次使每次所移取的溶液浓度一致。

(7)吸取溶液并使液面高出标线,右手食指迅速按住管口,将移液管提离液面,如实训图 1-2(a)所示。

(8)左手拿住容量瓶并使容量瓶倾斜,移液管(吸量管)保持垂直,管口紧靠容量瓶内壁。

(9)轻轻转动移液管(吸量管)使液面下降,待管中液体的弯月面与标线相切(视线与标线在同一水平)时紧按食指;有色溶液应读取弯月面两侧最高点与标线相切之处。

实训图 1-2　移液管的使用

(10)左手拿住锥形瓶并使锥形瓶倾斜,移液管(吸量管)保持垂直,管口紧靠锥形瓶内壁,松开手指,让溶液自然流出,如实训图 1-2(b)所示,待全部流尽后,再等 15 s;取出移液管(吸量管),此时所放出的溶液的体积为移液管所标示的体积(如管上刻有"吹"字,使用时必须用洗耳球把管尖内的溶液吹出)。

(四)注意事项

(1)移液管(吸量管)在第一次使用前要用待吸液润洗 3~4 次。

（2）读取度数时管中溶液的弯月面和标线相切，并与视线在同一水平面。

（3）管尖残留的液体不能吹出（除管上刻有"吹"字的）。

（4）移液管和吸量管使用完后应放在移液管架上。

（5）移液管和吸量管是精密仪器，不能在烘箱中烘干。

六、容量瓶的使用方法

容量瓶是一个细颈梨形的平底瓶，带有磨口瓶塞，颈上有一环形刻度线，表示在规定温度（20 ℃）下当液体充满到弯月面与刻度线相切时，瓶内液体的体积恰好与瓶上所标示的体积相等。容量瓶是用来准确配制标准溶液或稀释标准溶液的器皿，常与移液管配套使用。通常有 50 mL、100 mL、250 mL、500 mL、1000 mL 等规格。

（一）容量瓶使用前检查

（1）容量瓶的体积是否与所要求的体积一致。

（2）有无标线，标线位置如离瓶口太近，不宜使用。

（3）容量瓶的瓶塞与瓶身是否配套，是否用绳子绑在瓶颈上。

（4）检查是否漏水。

检查方法：放入自来水至标线附近，塞紧瓶塞，右手食指按住塞子，左手指尖握住瓶底边缘，如实训图 1-3 所示，将瓶颠倒 3～5 次，观察瓶塞周围有无水漏出，如不漏将瓶塞转动 180°，重复操作，如不漏，即可使用。

（二）洗涤

向检查过的容量瓶中倒入少许洗液，塞紧瓶塞，慢慢转动容量瓶，使洗液浸润整个内壁，洗液倒回原洗液瓶中，用自来水充分洗涤后，用蒸馏水再洗 3～4 次，即可使用。

（三）操作方法

（1）在分析天平上准确称取一定质量的基准物质于小烧杯

实训图 1-3　容量瓶检查

中，加入适量水溶解后，定量转移到容量瓶中。

（2）转移时将玻璃棒下端紧靠瓶颈内壁，烧杯嘴紧靠玻璃棒，使液体沿玻璃棒及瓶颈内壁流下。

（3）溶液流完后，将烧杯沿玻璃棒上提，同时直立烧杯使附在玻璃棒和烧杯嘴之间的溶液流回烧杯，如实训图 1-4 所示。

（4）用蒸馏水冲洗玻璃棒和烧杯内壁（注意：玻璃棒不要靠在烧杯内壁），洗烧杯按(2)、(3)操作，移入容量瓶中，这样用蒸馏水洗涤 3～4 次，将所有溶液转移至容量瓶中。

（5）用洗瓶加蒸馏水至 2/3 处，振荡容量瓶，使溶液混匀，再缓慢加蒸馏水至近标线 1～2 cm 处。

（6）等待 1～2 min 后，用胶头滴管滴加蒸馏水至刻度线。

（7）塞紧瓶塞，右手食指按住塞子，左手指尖握住瓶底边缘，如实训图 1-5 所示，将瓶颠倒 3～5 次，使溶液充分混合均匀。

（四）注意事项

（1）溶液必须冷却至室温，才能转入容量瓶中。

实训图 1-4　向容量瓶转移溶液

(a)　　　　　　(b)　　　　　　(c)

实训图 1-5　容量瓶的使用

（2）在观察溶液弯月面与标线相切时，把容量瓶放在桌上，不能手拿。

（3）容量瓶是精密仪器，不能长期存放溶液。

（4）用容量瓶配制溶液加水超过刻度时，必须重新配制。

实训二　溶液的配制与稀释

【实验目的】

（1）掌握几种常见溶液浓度的计算方法及配制方法。

（2）掌握量筒、托盘天平、移液管、容量瓶的使用方法。

（3）培养认真、严谨、科学的实验态度。

【实验用品】

仪器：托盘天平、表面皿、烧杯（100 mL、500 mL）、量筒（10 mL、100 mL）、移液管（100 mL）、容量瓶（100 mL、50 mL）、胶头滴管。

试剂：20％的 NaCl 溶液、NaOH 固体、NaCl 固体、食用葡萄糖、75％乙醇溶液、蒸馏水。

【实验内容】

1. 配制质量分数为 20％的 NaCl 溶液 50 g

计算需要用 NaCl _____ g。在托盘天平上称取 NaCl _____ g，置于小烧杯中，另用量筒量取蒸馏水 _____ mL，倒约 20 mL 蒸馏水于盛放 NaCl 的小烧杯里，再用玻璃棒搅拌，待 NaCl 完全溶解后，将量筒中余下的水全部倒入小烧杯，振荡混匀即得。将配好的溶液倒入贴有标签的试剂瓶中。

2. 用质量分数为 20％的 NaCl 溶液配制质量浓度为 9.0 g/L 的生理盐水 100 mL

（1）计算需用质量分数为 20％的 NaCl 溶液 _____ mL。

（2）用刻度移液管吸取质量分数为 20％的 NaCl 溶液 _____ mL 于 100 mL 容量瓶中，加蒸馏水到离刻度线 1～2 cm 处，改用胶头滴管滴加蒸馏水至溶液弯月面与刻度线相切，盖好瓶塞，将容量瓶上下颠倒数次，使溶液混匀即得，将配好的溶液倒入贴有标签的试剂瓶中。

3. 配制质量浓度为 50 g/L 的葡萄糖溶液 50 mL

（1）计算配制 50 mL 质量浓度为 50 g/L 的葡萄糖溶液需要固体葡萄糖 _____ g。

（2）在托盘天平上称取葡萄糖_____ g，置于小烧杯中，加蒸馏水约 20 mL 搅拌溶解后，倒入容量瓶中，又用少量蒸馏水洗涤烧杯 3 次，将洗涤液一并转入容量瓶中，加蒸馏水到离刻度线 1～2 cm 处，改用胶头滴管滴加蒸馏水至溶液弯月面与刻度线相切，盖好瓶塞，将容量瓶上下颠倒数次，使溶液混匀即得，将配好的溶液倒入贴有标签的试剂瓶中。

4. 配制 1 mol/L NaOH 溶液 100 mL

（1）计算需用固体 NaOH _____ g。

（2）在托盘天平上用干净表面皿称取固体 NaOH _____ g，倒入小烧杯中，用少量蒸馏水洗涤表面皿 2 次，将洗涤液一并倒入小烧杯中，再加蒸馏水约 50 mL，搅拌至完全溶解，待冷却至室温，再转移到 100 mL 的容量瓶中，又用少量蒸馏水洗涤烧杯 3 次，将洗涤液一并转入容量瓶中，加蒸馏水到标线，混匀即得。

5. 用体积分数为 75％的乙醇溶液配制体积分数为 50％的乙醇溶液 50 mL

（1）计算需 75％的乙醇溶液_____ mL。

（2）将 75％的乙醇溶液_____ mL，倒入 100 mL 的量筒中，加水稀释至 50 mL，混匀即得。将配好的 50％的乙醇溶液倒入试剂瓶中。

【注意事项】

（1）每次洗涤烧杯的洗涤液必须倒入容量瓶中，否则浓度偏低。

（2）容量瓶配制溶液时严禁加水超过刻度线，超过刻度线应重新配制。

（3）移液管在吸取溶液之前，要用待吸液荡洗 2～3 次，保证浓度准确。

（4）未标"吹"字的移液管吸取溶液时不能将最后一滴吹出。

实训三　电解质溶液和缓冲溶液

【实验目的】

（1）通过比较盐酸和醋酸的酸性，加深对强、弱电解质溶液的了解。

（2）学会使用 pH 试纸测定溶液的酸碱性。

（3）掌握缓冲溶液的配制方法，加深对缓冲溶液的理解。

（4）培养学生独立观察、自主分析的能力和严谨的科学态度。

【实验用品】

仪器：试管、烧杯、吸量管、量筒、广泛 pH 试纸、白色点滴板、胶头滴管、试管架。

试剂：蒸馏水、0.5 mol/L HCl 溶液、0.1 mol/L CH_3COOH 溶液、0.5 mol/L NaOH 溶液、1 mol/L $NH_3 \cdot H_2O$ 溶液、0.1 mol/L CH_3COONa 溶液、锌粒。

【实验内容】

1. 盐酸和醋酸酸性比较

取 2 支洁净试管分别加入 1 mL 0.5 mol/L HCl 溶液和 0.1 mol/L CH_3COOH 溶液，用广泛 pH 试纸测定 pH，比较酸性强弱，解释实验现象。

2. 强、弱电解质的区别

取 2 支洁净试管分别加入 3 mL 0.5 mol/L HCl 溶液和 0.1 mol/L CH_3COOH 溶液，分别在试管中加入 2 g 锌粒，比较实验现象的异同并解释。

3. 用 pH 试纸测定溶液的酸碱性

在白色点滴板的凹穴内各放入一片 pH 试纸,在试纸上分别滴加蒸馏水、0.5 mol/L HCl 溶液、0.1 mol/L CH₃COOH 溶液、0.5 mol/L NaOH 溶液、1 mol/L NH₃·H₂O 溶液,记录并解释实验现象。

4. 缓冲溶液的配制

取 1 支洁净试管加入 4 mL 0.1 mol/L CH₃COOH 溶液和 4 mL 0.1 mol/L CH₃COONa 溶液,振荡混匀,用广泛 pH 试纸测定,观察并解释实验现象。

5. 缓冲溶液的性质

取 2 支试管编号,分别加入 2 mL 上述实验配制的缓冲溶液,用广泛 pH 试纸测定其 pH。在 1 号试管中滴加 1 滴 0.5 mol/L HCl 溶液,在 2 号试管中滴加 1 滴 0.5 mol/L NaOH 溶液,用广泛 pH 试纸分别测定其 pH,观察每支试管 pH 的变化,解释观察到的实验现象。

【注意事项】

(1) 实验中正确使用 pH 试纸,防止污染。

(2) 实验中一定要认真观察实验现象、真实做好记录,培养独立思考的能力。

实训四　烃及其含氧衍生物的性质实验

【实验目的】

(1) 通过实验加深对烃及其含氧衍生物主要化学性质的认识。

(2) 练习试管、滴管、点滴板和水浴加热的实验操作。

(3) 培养认真操作、仔细观察现象、正确判断实验结果的工作习惯。

【实验用品】

仪器:试管、试管夹、酒精灯、铁架台、烧杯、白色点滴板、镊子、滴管、水浴锅、蓝色石蕊试纸。

试剂:0.03 mol/L KMnO₄ 溶液、3 mol/L H₂SO₄ 溶液、饱和溴水、液体石蜡、松节油、苯、甲苯、无水乙醇、金属钠、2.5 mol/L NaOH 溶液、0.3 mol/L CuSO₄ 溶液、甘油、0.2 mol/L 苯酚溶液、0.06 mol/L 三氯化铁溶液、0.1 mol/L AgNO₃ 溶液、2 mol/L 氨水、5% 的乙醛、5% 的丙酮、希夫试剂、0.05 mol/L 的亚硝酰铁氰化钠溶液、1 mol/L 乙酸溶液、无水碳酸钠晶体。

【实验内容】

1. 烷烃和烯烃的性质

(1) 取 2 支试管,分别加入 0.03 mol/L KMnO₄ 溶液 1 mL 和 3 mol/L H₂SO₄ 溶液 2 滴,摇匀,在第 1 支试管中加入液体石蜡(高级烷烃的混合物)1 mL,在第 2 支试管中加入松节油(含双键的环烷烃)1 mL,振荡后观察颜色变化并解释原因。

(2) 取 2 支试管,分别加入 2 mL 饱和溴水,在第 1 支试管中加入液体石蜡 2 mL,在第 2 支试管中加入松节油 2 mL,振荡后观察颜色变化并解释原因。

2. 苯和甲苯的性质

取 2 支试管,分别加入 0.03 mol/L KMnO₄ 溶液 5 滴和 3 mol/L H₂SO₄ 溶液 2 滴,在第

1 支试管中加入苯 1 mL，在第 2 支试管中加入甲苯 1 mL，剧烈振荡几分钟后观察颜色变化并解释原因。

3. 醇的性质

（1）醇和金属钠的反应：取 1 支干燥试管加入 1 mL 无水乙醇，用镊子放入一小块绿豆大小的、用滤纸吸干煤油的金属钠，观察有无气体产生和放热现象并解释原因。

（2）甘油与氢氧化铜反应：取 2 支试管，分别加入 2.5 mol/L NaOH 溶液 1 mL 和 0.3 mol/L $CuSO_4$ 溶液 10 滴，混匀后，分别加入乙醇、甘油各 3 滴，振摇，观察颜色变化并解释原因。

4. 酚的性质

（1）苯酚与溴水的反应：在试管中加入 0.2 mol/L 苯酚溶液 1 mL，逐滴加入饱和溴水振荡，直至产生白色沉淀。观察并解释现象。

（2）苯酚与三氯化铁的显色反应：取 1 支试管，加入 0.2 mol/L 苯酚溶液 1 mL，再加 0.06 mol/L 三氯化铁溶液 2 滴，振荡，观察颜色变化并解释原因。

5. 醛酮的性质

（1）与托伦试剂反应（银镜反应）：取 1 支洁净试管加入 0.1 mol/L $AgNO_3$ 溶液 2 mL，然后逐滴加入 2 mol/L 氨水，边滴加边振荡试管，直至新产生的沉淀刚消失为止（托伦试剂）。将配制好的托伦试剂分装在 2 支洁净的试管中，分别加入 5 滴 5% 的乙醛和 5% 的丙酮，摇匀后将试管放在 50～60 ℃ 水浴中加热数分钟，观察现象并解释原因。

（2）与希夫试剂反应：取 2 支试管，分别加入 2 mL 丙酮和乙醛，然后各加入 5 滴希夫试剂，振荡，观察颜色变化并解释原因。

（3）丙酮与亚硝酰铁氰化钠反应：在洁净的试管中加入 1 mL 0.05 mol/L 的亚硝酰铁氰化钠溶液和 10 滴 2.5 mol/L NaOH 溶液混匀，再加入 5 滴丙酮，振荡，观察现象并解释原因。

6. 乙酸的性质

（1）与酸碱指示剂作用：在白色点滴板的凹穴中，滴入 1 mol/L 乙酸溶液 3 滴，用蓝色石蕊试纸测其酸碱性，观察试纸颜色变化。

（2）与碳酸钠的反应：取试管 1 支，加入无水碳酸钠晶体，再滴入 1 mol/L 乙酸溶液 1 mL，观察现象并解释原因。

【注意事项】

（1）溴水会灼伤皮肤，若滴在手上应立即用 2% $Na_2S_2O_3$ 溶液或乙醇洗涤，然后涂上甘油。

（2）苯、甲苯均有毒，实验必须在通风橱中进行。

（3）醇与金属钠的反应中试管和试剂必须是无水的。若有水存在，金属钠首先和水发生反应，反应会很剧烈，对实验结果产生干扰。

（4）苯酚有较强的腐蚀性，实验过程中要注意安全。如皮肤不慎接触到苯酚，立即用大量水冲洗，再用少量无水乙醇擦洗。

（5）做银镜反应实验时，试管必须清洗干净。实验完毕，尽快加稀硝酸洗去。

实训五　糖类和蛋白质的性质实验

【实验目的】

（1）通过实验加深对单糖、二糖、多糖、蛋白质的主要化学性质的认识。

（2）培养认真、严谨、细致的工作态度。

【实验用品】

仪器：试管、试管夹、酒精灯、铁架台、烧杯、白色点滴板、镊子、量筒、pH 试纸。

试剂：0.1 mol/L AgNO$_3$溶液、2 mol/L 氨水、0.5 mol/L 葡萄糖溶液、0.5 mol/L 果糖溶液、0.5 mol/L 麦芽糖溶液、0.5 mol/L 蔗糖溶液、20 g/L 淀粉溶液、班氏试剂、碘试液、浓盐酸、2.5 mol/L NaOH 溶液、鸡蛋清溶液、饱和的(NH$_4$)$_2$SO$_4$溶液、蒸馏水、20 g/L 乙酸铅溶液、浓硝酸、0.1 mol/L CuSO$_4$溶液。

【实验内容】

1. 糖类的性质

（1）与托伦试剂反应：取 1 支洁净试管加入 0.1 mol/L AgNO$_3$溶液 2 mL，然后逐滴加入 2 mol/L 氨水，边滴加边振荡试管，直至新产生的沉淀刚好消失为止（托伦试剂）。将配好的托伦试剂分装在 5 支洁净的试管中，再分别加入 0.5 mol/L 葡萄糖溶液、0.5 mol/L 果糖溶液、0.5 mol/L 麦芽糖溶液、0.5 mol/L 蔗糖溶液和 20 g/L 淀粉溶液 5 滴，放在 50～60 ℃水浴中加热数分钟，观察现象并解释原因。

（2）与班氏试剂反应：取 5 支试管，各加入 1 mL 班氏试剂，放在水浴中微热，再分别加入 0.5 mol/L 葡萄糖溶液、0.5 mol/L 果糖溶液、0.5 mol/L 麦芽糖溶液、0.5 mol/L 蔗糖溶液和 20 g/L 淀粉溶液 5 滴，摇匀，放在沸水浴中加热数分钟，观察现象并解释原因。

（3）淀粉遇碘的反应：在试管中加入 1 mL 20 g/L 淀粉溶液，再加入 1 滴碘试液，振荡，观察现象并解释原因。

（4）淀粉的水解：取 1 支大试管，加入 3 mL 20 g/L 淀粉溶液，再加 2 滴浓盐酸，振荡，置沸水浴中加热 10～15 min。用滴管吸取溶液 3 滴，置点滴板的凹穴里，滴入碘试液并注意观察，直至用碘试液检验不再发生颜色变化时停止加热。取出试管，滴加 2.5 mol/L NaOH 溶液中和至溶液呈现碱性为止。取此溶液 2 mL 于另 1 支试管中，加入班氏试剂 1 mL，加热后观察现象并解释原因。

2. 蛋白质的性质

（1）盐析：取 1 支试管加入 2 mL 鸡蛋清溶液，缓慢加入饱和的(NH$_4$)$_2$SO$_4$溶液，静置，观察现象。取试管中带有沉淀的液体 1 mL 倒入另 1 支试管，再加蒸馏水 3 mL，振荡，观察现象并解释原因。

（2）变性：取 2 支试管，分别加入 3 mL 鸡蛋清溶液，其中 1 支试管用酒精灯加热，另 1 支试管滴入 20 g/L 乙酸铅溶液，观察现象并解释原因。

（3）颜色反应

①黄蛋白反应：取 1 支试管加入 1 mL 鸡蛋清溶液，再滴入 5 滴浓硝酸，观察现象并解释原因。

②缩二脲反应：取 1 支试管加入鸡蛋清溶液和 2.5 mol/L NaOH 溶液各 2 mL，再滴入

0.1 mol/L $CuSO_4$溶液 5 滴,振荡,观察现象并解释原因。

【注意事项】

(1)做与托伦试剂反应实验的试管一定要干净。

(2)水浴加热前要充分振荡试管,保证试剂混合均匀。

（师彬彬　王守智）

教 学 大 纲

一、课程性质与任务

"医用化学基础"是中等卫生职业教育护理、助产等专业一门重要的基础课程,主要内容包括无机化学基础知识、有机化学基础知识和化学实验基本技能。本课程的任务是使学生获得学习专业课程所需的基本知识和技能,掌握化学知识在医学上的应用,提高学生的科学素养和综合职业能力,养成严谨求实的科学态度和职业操守。

二、课程目标

通过本课程的学习,学生能够达到下列要求。

(一)职业素养目标

1. 具有逻辑思维和观察、分析、解决问题的能力。

2. 具有耐心细致、严谨求实的科学态度。

3. 具有良好的人际交往和团队协作能力。

4. 具有创新意识,适应社会和自身发展的能力。

(二)专业知识和技能目标

1. 掌握:与医学密切相关的基本知识;物质的量、电解质溶液、缓冲溶液等基础理论知识;职业岗位中用到的溶液配制、溶液浓度表示方法等有关计算;各类重要有机化合物的结构特征、命名和典型化学性质。

2. 熟悉:溶液酸碱性以及缓冲溶液的组成;医学常见元素的单质及化合物的性质和它们在医学领域的应用;各类有机化合物的性质。

3. 了解:渗透压、缓冲溶液在医学上的意义;各类常见的有机化合物在医学上的应用。

4. 学会化学实验基本操作技能,学会溶液的配制、各类重要的有机化合物的典型性质的基本操作技能。

5. 具有将化学基本技能和操作方法运用于生活、工作或相关学科的学习中的能力。

三、教学学时分配表

教学内容	36 学时			54 学时		
	理论	实践	合计	理论	实践	合计
第一章 溶液与溶液的渗透压	6	2	8	8	2	10

续表

教学内容	36 学时			54 学时		
	理论	实践	合计	理论	实践	合计
第二章　电解质溶液	6	2	8	8	2	10
＊第三章　常见的元素及其化合物				4		4
第四章　烃	6		6	8		8
第五章　醇、酚、醚	3	1	4	5	1	6
第六章　醛、酮、羧酸和酯	4	1	5	7	1	8
第七章　生命中的能量有机物	4	1	5	6	2	8
合计	29	7	36	46	8	54

四、课程内容及要求

章节	教学内容	教学要求	教学活动参考	参考学时	
				理论	实践
第一章 溶液与溶液的渗透压	第一节　物质的量 　一、物质的量及其单位 　二、摩尔质量 　三、有关物质的量的计算 第二节　溶液的浓度 　一、溶液浓度的表示方法 　二、溶液浓度的换算 　三、溶液的配制和稀释 第三节　溶液的渗透压 　一、渗透现象和渗透压 　二、渗透压与浓度、温度的关系 　三、渗透压在医学上的意义	掌握 掌握 掌握 掌握 熟悉 熟悉 熟悉 了解 了解	情景导学、理论讲授、多媒体教学、小组讨论、演示、分析	6(8)	
	实训一　化学实训基本操作 实训二　溶液的配制与稀释	学会	技能实训		2(2)
第二章 电解质溶液	第一节　电解质的电离 　一、电解质及其电离 　二、弱电解质的电离平衡 　三、同离子效应 第二节　水的电离及溶液的酸碱性 　一、水的电离和离子积 　二、溶液的酸碱性和 pH 　三、盐溶液的酸碱性 第三节　缓冲溶液 　一、缓冲作用和缓冲溶液 　二、缓冲溶液的组成 　三、缓冲溶液在医学上的意义	掌握 熟悉 了解 了解 掌握 熟悉 熟悉 熟悉 了解	情景导学、理论讲授、小组讨论、多媒体教学、演示、分析、归纳	6(8)	

续表

章节	教学内容	教学要求	教学活动参考	参考学时	
				理论	实践
	实训三 电解质溶液和缓冲溶液	学会	技能实训		2(2)
*第三章 常见的元素及其化合物	第一节 元素周期表		情景导学、理论讲授、小组讨论、演示实验、分析比较、识记反应式	(4)	
	一、元素周期律	了解			
	二、元素周期表	了解			
	三、元素周期律和元素周期表的意义	了解			
	第二节 常见的金属元素及其化合物				
	一、碱金属元素	熟悉			
	二、医学常见金属元素及其化合物	熟悉			
	第三节 常见的非金属元素及其化合物				
	一、卤族元素	了解			
	二、医学常见非金属元素及其化合物	熟悉			
第四章 烃	第一节 有机化合物概述		情景导学、自主学习、多媒体教学、小组讨论、分析、概括、推理、讲授与练习	6(8)	
	一、有机化合物的概念	熟悉			
	二、有机化合物的特性	熟悉			
	三、有机化合物的结构特点	熟悉			
	四、有机化合物的分类	了解			
	第二节 饱和链烃（烷烃）				
	一、烷烃的结构	掌握			
	二、烷烃的同系物	掌握			
	三、烷烃的命名	掌握			
	四、烷烃的性质	熟悉			
	五、医药上常用的烷烃	了解			
	第三节 不饱和链烃（烯烃与炔烃）				
	一、烯烃与炔烃的结构	掌握			
	二、烯烃与炔烃的命名	掌握			
	三、烯烃与炔烃的性质	熟悉			
	第四节 芳香烃				
	一、苯的结构	掌握			
	二、苯的同系物与命名	掌握			
	三、苯及其同系物的性质	熟悉			
第五章 醇、酚、醚	第一节 醇		情景导学、自主学习、理论讲授、多媒体教学、观察比较、讨论、练习	3(5)	
	一、醇的结构、分类与命名	掌握			
	二、醇的性质	熟悉			
	三、医学常见的醇	了解			
	第二节 酚				
	一、酚的结构、分类与命名	掌握			
	二、酚的性质	熟悉			
	三、医学常见的酚	了解			
	第三节 醚				
	一、醚的结构、分类与命名	熟悉			
	二、醚的性质	熟悉			
	三、医学常见的醚	了解			

章节	教学内容	教学要求	教学活动参考	参考学时 理论	参考学时 实践
第六章 醛、酮、羧酸和酯	第一节　醛和酮 　一、醛和酮的结构、分类与命名 　二、醛和酮的性质 　三、常见的醛和酮 第二节　羧酸 　一、羧酸的结构、分类与命名 　二、羧酸的性质 　三、常见的羧酸 第三节　酯 　一、酯的结构与命名 　二、酯的性质	掌握 熟悉 了解 掌握 熟悉 了解 了解 了解	情景导学、自主学习、理论讲授、多媒体教学、观察比较、讨论、练习	4(7)	
	实训四　烃及其含氧衍生物的性质实验	学会	技能实训		2(2)
第七章 生命中的能量有机物	第一节　油脂 　一、油脂的组成和结构 　二、油脂的性质 　三、油脂的生理意义 第二节　糖类 　一、单糖 　二、双糖 　三、多糖 第三节　蛋白质 　一、氨基酸 　二、蛋白质	掌握 掌握 了解 熟悉 熟悉 熟悉 熟悉 熟悉	情景导学、自主学习、理论讲授、比较、讨论、练习	4(6)	
	实训五　糖类和蛋白质的性质实验	学会	技能实训		1(2)

注:( )内为54学时的参考学时。

五、大纲说明

1. 本教学大纲主要供初中起点三年制中职及五年制高职护理、助产等专业教学使用,提供了36学时和54学时两种教学时间分配表,各专业、各学校可根据教学计划和学生实际情况酌情参考。

2. 本课程对理论部分教学要求分掌握、熟悉、了解三个层次;对实训的要求分学会、掌握两个层次。

3. 教学建议:理论知识有针对性,以够用为原则,避免高深烦琐的推导、分析和解释。注重医学中化学知识的讲授,强调基本知识和基本技能的学习、理论知识和专业的结合,突出职业能力的培养。根据学生的年龄和心理特点,本教材努力做到图文并茂,增加可读性,每个章节设置"导学情景""知识链接""课堂互动""知识拓展""趣味阅读"等特色模块,建议在教学过程中,可引导、鼓励学生自主学习,采用小组讨论、合作学习的方式进行。重视现代教育技术与课程的整合,使用数字化教学资源和教学环节有机结合来加强直观教学,帮助学生理解教学内容。

4. 要注重考核与评价方法的多样性和针对性,坚持终结性评价与过程性评价相结合、教师评价与学生互评相结合、定性评价与定量评价相结合。评价内容不仅要关注学生对知识与技能的理解与掌握程度,还要关注运用知识解决实际问题的能力和继续学习的能力。

附录　中学化学的部分基础知识回顾

一、物质的组成和分类

（一）构成物质的微粒

从化学的角度看,构成物质的三种微粒是原子、分子和离子。

1. 原子

原子是由原子核以及核外电子组成的。

（1）原子核:通常由质子和中子形成原子核。质子的质量为 1.6726×10^{-27} kg,每个质子带一个正电荷。中子的质量为 1.6748×10^{-27} kg,不带电荷。

原子核居于原子中心很小的区域,带有正电荷,称为核电荷,核电荷数由质子数决定。

原子的质量主要集中在原子核,核外电子的质量相对比较小,失去或者得到少量的电子,质量变化常常忽略不计。

（2）核外电子:电子根据能量高低在原子核外分层绕核做高速运动。电子质量仅约为质子质量的 1/1836。每个电子带有一个负电荷。

原子中的质子数等于核外电子数,所以原子整体呈电中性。即质子数＝核电荷数＝原子核外电子数。

原子是化学变化中的最小粒子,在化学变化中不可再分。有些原子可以直接构成物质,如非金属碳(C)、金属铁(Fe)、稀有气体氩(Ar)等。

2. 分子

同种或不同种元素的原子结合形成分子。

同种元素的原子结合成的分子为单质分子,如氧气分子(O_2),由两个氧原子结合成一个氧气分子;不同种元素的原子结合成的分子为化合物分子,如水分子(H_2O)是由两个氢原子和一个氧原子结合形成的化合物。

由分子构成的物质包括一些非金属单质(如氢气 H_2、氮气 N_2、氟 F_2、氯 Cl_2、溴 Br_2、碘 I_2)、气体氢化物(如氯化氢 HCl、硫化氢 H_2S、氨气 NH_3)、酸类(如硝酸 HNO_3、硫酸 H_2SO_4)、非金属氧化物(如二氧化碳 CO_2、二氧化硫 SO_2)、有机化合物(如葡萄糖 $C_6H_{12}O_6$、乙醇 CH_3CH_2OH)等。

分子是保持物质化学性质的最小粒子,在化学变化中可以再分。

3. 离子

离子是带电荷的原子或原子团。

带正电荷的离子叫阳离子,如 H^+、Na^+、NH_4^+ 等;带负电荷的离子叫阴离子,如 Cl^-、OH^-、CH_3COO^- 等。

原子团是由两个或两个以上原子组成的,在许多化学反应中,作为一个整体参加反应。在初中阶段学到的原子团一般是带有电荷的离子,如 NH_4^+、OH^-、HCO_3^- 等。

（二）物质的分类

1. 纯净物

纯净物是由一种物质组成的物质,可以用一个化学式表示其组成。它可分为单质和化合物。

（1）单质:由同种元素组成的纯净物。单质分为三大类:金属单质（如铁、钙、锌等）、非金属单质（如氧、硅、硫等）和稀有气体单质（如氦、氖、氩等）。

（2）化合物:由不同种元素组成的纯净物。化合物又分为无机化合物和有机化合物,如酸、碱、盐、氧化物等都是无机化合物,甲烷、乙醇、乙酸、蛋白质、油脂等是有机化合物。

学习研究单质和化合物,要研究其物理性质和化学性质。物理性质是物质不需要发生化学变化就表现出来的性质,如颜色、状态、气味、熔点、沸点、硬度、密度、溶解性、挥发性、导电性、吸附性等。化学性质是物质在化学变化中表现出来的性质,如物质与金属、非金属、氧化物、酸、碱、盐、水等的反应以及可燃性、还原性、氧化性、稳定性、酸性、碱性等。

2. 混合物

混合物是由两种或两种以上的物质混合而成的,无法用一个化学式表示其物质组成,如空气、粗盐等。

二、化学用语

（一）元素符号

1. 元素

元素是具有相同的核电荷数（即质子数）的一类原子的总称。目前在自然界中已经发现的元素有 90 余种,人工合成的元素有 20 余种。

元素符号是表示元素的一种专用符号。所有元素的元素符号都可以在本书后的元素周期表中查到。

2. 书写元素符号的方法

元素用元素符号表示,由一个字母表示的元素符号要大写,如 H 表示氢元素,K 表示钾元素;由两个字母表示的元素符号,第一个字母大写,第一个字母小写,如 Ca 表示钙元素,Co 表示钴元素。

3. 元素符号的意义

元素符号既可以表示一种元素,又可以表示这种元素的一个原子。

（二）相对原子质量

以 ^{12}C 原子质量的 $1/12$ 作为标准，其他原子的质量与它比较所得的值称为相对原子质量。

某原子的相对原子质量＝相对原子质量≈质子数＋中子数（因为原子的质量主要集中在原子核）

相对原子质量可在元素周期表中查得。

（三）化合价

化合价是元素的原子相互化合时表现出来的一种性质，用来表示原子之间化合的数目。

1. 化合价与最外层电子数的关系

化合价与原子最外层电子数密切相关。元素的最高正价与原子最外层电子数相等，最低负价为元素原子的最外层电子数减去 8。

2. 化合价规则

（1）在化合物中，正、负化合价的代数和为零。

（2）在原子团离子中，正、负化合价的代数和等于离子所带的电荷数。

（3）单质中元素的化合价为零。

3. 一般规律

（1）在化合物中，氢通常显＋1 价，氧通常显－2 价。

（2）金属元素在化合物中显正价；非金属元素与氢化合或者与金属元素化合时，非金属元素通常显负价。

4. 常见元素及原子团的化合价口诀

钾钠银氢正一价，钡锌钙镁正二价；

一二铜，二三铁，亚铜亚铁为低价；

铝是正三氧负二，氯是负一最常见；

硫有负二正四六，负三正五氮和磷；

正四硅，二四碳，单质零价永不变；

负一硝酸氢氧根，负二硫酸碳酸根；

负三记住磷酸根，正一价的是铵根。

（四）化学式

用元素符号表示物质组成及原子个数的式子叫作化学式。

纯净物都有一定的组成，都可用一个相应的化学式来表示其组成。有些化学式还能表示这种物质的分子构成，这种化学式也叫作分子式。化学式仅表示纯净物，混合物没有化学式。

1. 化学式反映物质的组成

（1）由原子构成的单质，元素符号即为化学式。如 C、Cu、S、Ne 等由原子直接构成单质。

（2）由分子构成的物质，单质或化合物的分子式即作为化学式，用来表示该种物质。例如：H_2、O_2、N_2 为分子构成的单质；CO_2、H_2O、H_2SO_4 是由分子构成的化合物。

（3）离子构成的物质，化学式由组成元素的原子数目最简比表示，如 K_2SO_4、NaCl 等。

化学式中各原子相对原子质量之和为化学式量。

2. 化学式书写

根据物质组成的实际情况,写出最简单元中各种所需元素的原子或原子团的数目。通常正价元素写在左边,负价元素写在右边,正负化合价代数和等于零。例如:Ca^{2+} 通常为 $+2$ 价,Cl^- 为 -1 价,二者形成化合物,需保证正负化合价代数和等于零,Cl^- 需要两个,其组成化学式为 $CaCl_2$。

3. 化学式的命名

除了一些分子有约定俗成的固定名称外,两种元素以 $1:1$ 形成的化合物,从右往左念,称为"某化某",如 NaCl 读作氯化钠;标出原子个数的化合物,需要在元素前读出原子个数,如 CO_2 读作二氧化碳;含有原子团的化合物,原子团的数目不需要读出,如 $Mg(OH)_2$ 读作氢氧化镁。

(五)化学反应方程式

用实际参加化学反应的物质的化学式表示化学反应的式子,称为化学反应方程式,简称化学方程式。

1. 化学方程式的书写

书写化学方程式应以客观事实为依据,遵循质量守恒定律。质量守恒定律:在化学变化中,有新物质生成,但是反应前后原子的种类、质量和数目保持不变。

书写原则:①化学方程式须配平(即在化学式前面加上适当的化学计量数,使等号两边元素种类及原子个数相同);②要注意反应条件和生成物状态,如"↑""↓"等符号的正确使用。

2. 中学阶段学到的四种基本反应类型

(1)化合反应:由两种或两种以上物质生成一种物质的反应。

简记为 $A+B\!=\!=\!=\!AB$。

例如,镁在空气中燃烧、铁在氧气中燃烧、碳的燃烧、磷在氧气中燃烧、硫在氧气中燃烧、氢气在空气中燃烧、二氧化碳与水反应、氧化钙与水反应等。

(2)分解反应:由一种物质生成两种或两种以上其他物质的反应。

简记为 $AB\!=\!=\!=\!A+B$。

例如,电解水、加热氯酸钾和二氧化锰混合物、加热高锰酸钾、过氧化氢溶液与二氧化锰混合制氧气、碳酸不稳定而分解、高温煅烧石灰石等。

(3)置换反应:由一种单质和一种化合物起反应,生成另一种单质和另一种化合物的反应。

简记为 $A+BC\!=\!=\!=\!AC+B$(举例:$Zn+CuCl_2\!=\!=\!=\!ZnCl_2+Cu$)。

例如,锌和稀硫酸、铁和稀硫酸、镁和稀硫酸、锌和稀盐酸、铁和稀盐酸、镁和稀盐酸、铁和硫酸铜溶液、锌和硫酸铜溶液反应等。

(4)复分解反应:由两种化合物相互交换成分,生成另外两种化合物的反应。

简记为 $AB+CD\!=\!=\!=\!AD+CB$(举例:$HCl+NaOH\!=\!=\!=\!NaCl+H_2O$)。

复分解反应的本质是溶液中的离子结合成难解离的物质(如水)、难溶的物质(沉淀)或挥发性气体,而使复分解反应趋于完成。例如:$H_2SO_4+2NaOH\!=\!=\!=\!Na_2SO_4+2H_2O$;$CaCl_2+Na_2CO_3\!=\!=\!=\!2NaCl+CaCO_3\downarrow$;$CaCO_3+2HCl\!=\!=\!=\!CaCl_2+H_2O+CO_2\uparrow$。

以上四种基本反应类型是通过反应前后物质的种类来区分反应的。不是任何一个反应都可以用这四种反应来分类。

三、溶液及其酸碱性

（一）溶液

一种或几种物质分散到另一种物质中,形成均匀的、稳定的混合物。

1. 溶液的组成

溶液由溶质和溶剂组成。（溶质可以是固体、液体或气体;固体、气体溶于液体时,固体、气体是溶质,液体是溶剂;两种液体互相溶解时,量多的一种是溶剂,量少的是溶质;当溶液中有水存在时,不论水的量有多少,我们习惯上都把水当成溶剂,其他为溶质。）

2. 溶解度

在一定温度下,某物质在 100 g 溶剂里达到饱和状态时所溶解的质量,叫作该物质在这种溶剂里的溶解度。

（二）溶液的酸碱性

常温下,pH<7 的溶液称为酸性溶液,常见的酸如盐酸、硫酸、硝酸、磷酸、醋酸、碳酸等,其溶液的 pH 都小于 7。常温下,pH>7 的溶液称为碱性溶液,常见的碱如氢氧化钠、氢氧化钾、氢氧化钙、氢氧化钡、氨气等,其溶液的 pH 都大于 7。但是,酸性溶液不仅仅是酸的溶液,碱性溶液也不仅仅是碱的溶液,本教材中会给大家介绍一些不属于酸或碱的酸性和碱性溶液。

（三）酸碱盐

1. 酸

在水溶液中,电离产生的阳离子只有氢离子的物质,如盐酸、硝酸、硫酸等。

$$HCl = H^+ + Cl^-$$
$$HNO_3 = H^+ + NO_3^-$$
$$H_2SO_4 = 2H^+ + SO_4^{2-}$$

2. 碱

在水溶液中,电离产生的阴离子只有氢氧根离子的化合物,如氢氧化钾、氢氧化钠、氢氧化钡等。

$$KOH = K^+ + OH^-$$
$$NaOH = Na^+ + OH^-$$
$$Ba(OH)_2 = Ba^{2+} + 2OH^-$$

3. 盐

由金属阳离子或 NH_4^+ 和酸根阴离子结合成的化合物,如氯化钠 NaCl、碳酸钙 $CaCO_3$、硝酸铵 NH_4NO_3 等。

（刘　艳）

第一章

一、单项选择题

1. C　2. C　3. A　4. D　5. B　6. D　7. D　8. C　9. B　10. D　11. C　12. B　13. D　14. D

二、填空题

1. 6.02×10^{23}　　1.204×10^{24}

2. 58.5 g/mol　　11.7 g

3. 6.02×10^{23}

4. c_B mol/L　mmol/L　μmol/L　ρ_B g/L　mg/L　μg/L

5. 75 mL

6. 有半透膜存在　　半透膜两侧溶液存在浓度差

7. 720～800 kPa　　280～320 mmol/L

三、简答题(略)

四、计算题

1. 解:已知　　$\varphi_2 = 0.75$,　$V_2 = 500$ mL,　$\varphi_1 = 0.95$

∵　　　　　　　　　$\varphi_1 V_1 = \varphi_2 V_2$

∴　　　　$V_1 = \dfrac{\varphi_2 V_2}{\varphi_1} = \dfrac{0.75 \times 500 \text{ mL}}{0.95} = 395$ mL

答:需取 $\varphi_B = 0.95$ 的乙醇 395 mL。

2. 解:已知　$m_{\text{NaOH}} = 4$ g,　$M_{\text{NaOH}} = 40$ g/mol,　$V = 500$ mL $= 0.5$ L

∵　　　　　　　　$\rho_B = \dfrac{m_B}{V}$　　$c_B = \dfrac{\rho_B}{M_B}$

　　　　　　$\rho_{\text{NaOH}} = \dfrac{m_{\text{NaOH}}}{V} = \dfrac{4 \text{ g}}{0.5 \text{ L}} = 8$ g/L

∴　　　$c_{\text{NaOH}} = \dfrac{\rho_{\text{NaOH}}}{M_{\text{NaOH}}} = \dfrac{8 \text{ g/L}}{40 \text{ g/mol}} = 0.2$ mol/L

答:该溶液的物质的量浓度 0.2 mol/L,质量浓度为 8 g/L。

3. 解:∵　　　　　$n_B = \dfrac{m_B}{M_B}$　　$c_B = \dfrac{n_B}{V}$

∴　　　$c_1 = \dfrac{\dfrac{m_{\text{C}_3\text{H}_5\text{O}_3\text{Na}}}{M_{\text{C}_3\text{H}_5\text{O}_3\text{Na}}}}{V} = \dfrac{\dfrac{2.24 \text{ g}}{112 \text{ g/mol}}}{0.02 \text{ L}} = 1$ mol/L

166

又 ∵　　　　　　　　　　　　$c_1V_1 = c_2V_2$

∴　　　　　　　　$V_1 = \dfrac{c_2V_2}{c_1} = \dfrac{\dfrac{1}{6}\ \text{mol/L} \times 0.6\ \text{L}}{1\ \text{mol/L}} = 0.1\ \text{L} = 100\ \text{mL}$

$$\dfrac{100\ \text{mL}}{20\ \text{mL}} = 5$$

答:需要此种规格的乳酸钠注射液 100 mL。需要 5 支此种规格的注射液。

第二章

一、单项选择题

1. C　2. B　3. D　4. B　5. C　6. C　7. B　8. C　9. B　10. D　11. C　12. B
13. D　14. C　15. D　16. A　17. B

二、填空题

1. 能全部电离成阴、阳离子　只有部分电离成阴、阳离子　强酸　强碱　大多数盐
弱酸　弱碱　水

2. 氢离子浓度的负对数　$pH = -\lg[H^+]$

3. 7.35~7.45　小于 7.35　碳酸氢钠或乳酸钠　大于 7.45　氯化铵

4. HCO_3^-　H_2CO_3

5. 5　酸　12　碱

三、简答题

1. 略

2. 相同浓度醋酸溶液的 pH 大于盐酸的 pH

3. 略

4. 酸性:(4)>(1)>(3)>(2)>(5)

第三章

一、单项选择题

1. C　2. D　3. C　4. C　5. A　6. D　7. B　8. A　9. B　10. D

二、填空题

1. 7　3　4　16　7　7　第Ⅷ　1

2. Na_2CO_3　纯碱、苏打　碱性　$NaHCO_3$　小苏打　碱性　分解

3. 氟(F)　氯(Cl)　溴(Br)　碘(I)

4. 生理盐水

5. 漂白、消毒杀菌　密封避光

6. 变蓝　NH_4^+

三、简答题

1. 略

2.

名　　称	医　学　作　用
H_2O_2	洗涤伤口,杀菌消毒
KCl	用作利尿药,治疗水肿,防治低钾血症

167

名　　称	医　学　作　用
$NaHCO_3$	纠正酸中毒
$MgSO_4$	泻药、利胆药,降血压和抗惊厥
$CaSO_4 \cdot 2H_2O$	石膏绷带
$FeSO_4$	治疗缺铁性贫血
$FeCl_3$	伤口止血剂

3. (1) $2NaHCO_3 \xrightarrow{\text{加热}} Na_2CO_3 + H_2O + CO_2\uparrow$

(2) $Cl_2 + H_2O =\!=\!= HCl + HClO$

(3) $2Ca(OH)_2 + 2Cl_2 =\!=\!= CaCl_2 + Ca(ClO)_2 + 2H_2O$

(4) $NH_4Cl + NaOH \xrightarrow{\text{加热}} NaCl + NH_3\uparrow + H_2O$

(5) $Na_2S_2O_3 + 2HCl =\!=\!= 2NaCl + S\downarrow + H_2O + SO_2\uparrow$

第四章

一、单项选择题

1. B　2. C　3. D　4. B　5. A　6. C　7. B　8. D　9. C　10. B

二、填空题

1. 碳氢化合物　C　H　O　N

2. 碳和氢

3. 甲烷　CH_4　C_nH_{2n+2}

4. 取代反应　加成反应

5. 苯　C_6H_6　

6. 邻　间　对

三、简答题

1. (1) 2,2-二甲基丁烷　　　(2) 2,4-二甲基己烷

(3) 2-甲基-2-戊烯　　　(4) 4-甲基-2-戊炔

(5) 苯乙烯　　　(6) 间二甲苯

2. (1) $\begin{array}{c} CH_3-CH-CH-CH_2-CH_3 \\ \quad\quad | \quad\ | \\ \quad\ CH_3\ CH_3 \end{array}$　　　(2) $\begin{array}{c} CH_3-CH-CH=CH_2 \\ \quad\quad | \\ \quad\ CH_3 \end{array}$

(3) 　　　(4)
$$\begin{array}{c} CH_3 \\ \\ H_3C \quad\quad CH_3 \end{array}$$

3. (1) $CH_4 + Cl_2 \xrightarrow{\text{光照}} CH_3Cl(\text{一氯甲烷}) + HCl$

$CH_3Cl + Cl_2 \xrightarrow{\text{光照}} CH_2Cl_2(\text{二氯甲烷}) + HCl$

$CH_2Cl_2 + Cl_2 \xrightarrow{\text{光照}} CHCl_3(\text{三氯甲烷或氯仿}) + HCl$

$$CHCl_3 + Cl_2 \xrightarrow{\text{光照}} CCl_4（四氯甲烷或四氯化碳）+ HCl$$

（2）$CH_2=CH_2 + H_2 \xrightarrow{\text{催化剂}} CH_3-CH_3$

（3）$nCH_2=CH_2 \xrightarrow[75\ ℃,0.1\sim1\ MPa]{\text{催化剂}} \dashv CH_2-CH_2 \dashv_n$

（4）

（5）

第五章

一、单项选择题

1. C　2. A　3. D　4. B　5. D　6. B　7. D　8. B　9. D　10. D

二、填空题

1. 氧　醇羟基　酚羟基　醚键
2. 伯醇　仲醇　叔醇　一元醇　二元醇　多元醇
3. 木醇或者木精　失明　死亡
4. 酒精　170　140　分子间
5. 甘油　吸湿　新配制的氢氧化铜
6. 石炭酸　弱　氢氧化钠

三、简答题

1. （1）3-甲基-2-丁醇（仲醇）　　　　　（2）2,3-二甲基-2-戊醇（叔醇）

（3）2-甲基丙烷　　　　　　　　　　　（4）1-苯基-2-丙醇（仲醇）

（5）5-甲基-2-乙基苯酚　　　　　　　　（6）2-苯基-2-丙醇（叔醇）

2. （1）　　　　　（2）

（3）　　　　　（4）

（5）　　　　　（6）

3. （1）$H_2C=CH_2 + H_2O$　　　　　（2） $+H_2O$

（3）　　　　　（4）CH_3-CHO

4.（1）溴水或者 $FeCl_3$ 溶液

（2）新配制的氢氧化铜溶液

（3）金属钠

（4）溴水或者 $FeCl_3$ 溶液

5.碳酸＞苯酚＞水＞乙醇

第六章

一、单项选择题

1. A 2. C 3. D 4. A 5. B 6. D 7. A 8. D 9. A 10. C 11. C 12. B 13. D 14. D 15. B 16. A 17. D

二、简答题

1.（1）乙酸 （2）2-戊酮 （3）丙醛 （4）苯甲醛 （5）1-苯基-1-丙酮

（6）间甲基苯乙醛 （7）乙酸乙酯 （8）甲酸丙酯

2.（1）$CH_3-\overset{\overset{O}{\|}}{C}-\overset{\overset{CH_3}{|}}{CH}-CH_2-CH_2-CH_3$　　(2) $CH_3-\overset{\overset{O}{\|}}{C}-CH_2-\overset{\overset{CH_3}{|}}{\underset{\underset{CH_3}{|}}{C}}-CH_2-CH_3$

（3）〇$-CH_2-\overset{}{\underset{\underset{O}{\|}}{C}}-CH_2-CH_3$　　(4) $HO-$〇$-COCH_3$

3.（1）$CH_3CH(OH)CH_2CH_3$,加氢反应　（2）CH_3CH_2OH,加氢反应

（3）$CH_3COONa+H_2O$,中和反应　　（4）$HCOONa+CO_2\uparrow+H_2O$,复分解反应

（5）$HCOOH+CO_2\uparrow$,脱羧反应　　（6）$CH_3COOC_2H_5+H_2O$,酯化反应

4. 略

第七章

一、单项选择题

1. C 2. B 3. C 4. A 5. C 6. C 7. B 8. D 9. A 10. B 11. C 12. D 13. C 14. D 15. A 16. B 17. D 18. D 19. B 20. D 21. C 22. C 23. C 24. B 25. D

二、填空题

1. 油　脂肪　甘油　高级脂肪酸

2. 固　脂肪　液　油

3. 羧酸、醛和酮　油脂的酸败

4. 单糖　低聚糖　多糖

5. 班氏试剂

6. 氨基（—NH_2）　羧基（—$COOH$）　等电点

7. 碳、氢、氧、氮　两性性质　等电点　盐析　变性　颜色反应　水解反应

三、简答题

略

References 参考文献

[1] 陈林丽.医用化学基础[M].3 版.北京:人民卫生出版社,2017.

[2] 魏剑平,刘波涛,宋春.医用化学基础[M].武汉:华中科技大学出版社,2016.

[3] 姚光军.医用化学[M].2 版.北京:科学出版社,2016.

[4] 孙彦坪.有机化学[M].3 版.北京:人民卫生出版社,2016.

[5] 石宝钰,宋守正.基础化学[M].北京:人民卫生出版社,2015.

[6] 刘珉.医用化学基础[M].北京:科学出版社,2015.

[7] 黄刚.医用化学基础[M].2 版.北京:人民卫生出版社,2014.

[8] 刘景晖,孙颂安.化学[M].2 版.北京:高等教育出版社,2014.

[9] 傅春华.医用化学[M].2 版.北京:高等教育出版社,2014.

[10] 马祥志,沈源,魏剑平.医用化学[M].北京:中国医药科技出版社,2013.

[11] 石宝钰.医用化学基础[M].北京:高等教育出版社,2013.

[12] 傅春华,黄月君.基础化学[M].2 版.北京:人民卫生出版社,2013.

[13] 刘斌,陈任宏.有机化学[M].2 版.北京:人民卫生出版社,2013.